U0263771

轻断食健康系列

轻断食①

轻松瘦身不反弹

孙晶丹 编著

SPM 南方出版传媒

广东科技出版社 | 全国优秀出版社

·广州·

图书在版编目（CIP）数据

轻断食. 1，轻松瘦身不反弹/孙晶丹编著. — 广州：广东科技
出版社，2016.8
（轻断食健康系列）
ISBN 978-7-5359-6540-0

Ⅰ. ①轻⋯　Ⅱ. ①孙⋯　Ⅲ. ①减肥—基本知识　Ⅳ. ①R161

中国版本图书馆CIP数据核字(2016)第145165号

轻断食1：轻松瘦身不反弹
QINGDUANSHI 1: QINGSONG SHOUSHEN BU FANTAN

责任编辑：曾燕璇
责任校对：罗美玲　杨峻松
责任印制：吴华莲
出版发行：广东科技出版社
　　　　　（广州市环市东路水荫路11号　邮政编码：510075）
http://www.gdstp.com.cn
E-mail:gdkjyxb@gdstp.com.cn（营销中心）
E-mail:gdkjzbb@gdstp.com.cn（总编办）
经　　销：广东新华发行集团股份有限公司
印　　刷：深圳市雅佳图印刷有限公司
　　　　　（深圳市龙岗区坂田大发埔村大发路29号C栋1楼　邮政编码：518000）
规　　格：720mm×1 016mm　1/16　印张14　字数280千
版　　次：2016年8月第1版
　　　　　2016年8月第1次印刷
定　　价：39.80元

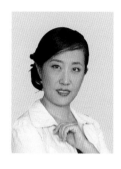

孙晶丹

营养专家、高级营养顾问、
国际药膳师
从事临床营养、学生营养
工作近20年

轻断食，Let's go！

两年前，一种全新、健康的瘦身方式——轻断食引起了我的注意。当时，我受邀参加食品养生与健康饮食的国际交流会，在会上第一次了解轻断食。

轻断食起源于印度瑜伽的断食理论，在短时间内迅速风靡欧美，许多全球顶级明星纷纷尝试，英国广播公司（BBC）还专门拍摄了纪录片大力宣传。至今为止，全球已有近6亿人进行了轻断食瘦身。轻断食提倡低盐、低油、低热量、营养均衡的饮食，只需每周2天将热量控制在500~600千卡（1千卡=4.184千焦），其余5天保持正常饮食。规则很简单，执行难度低，效果却让人惊艳。据统计，轻断食3个月平均减重10.5千克，85%的人能坚持下来，而且不容易复胖，比一般的节食减肥有明显优势！

国内有许多深受体重超标或者健康困扰的人，在减肥道路上走了许多弯路。如果能将轻断食介绍给他们，带给大家全新的减肥方法，不是很好么？可当时市面上介绍轻断食的图书并不多，仅有的几本也大都出自国外作者之手，书中提供的饮食建议均为西餐，与国人的饮食习惯和营养需求有很大的差异。如果将轻断食与我们的体质和饮食习惯结合起来，出一本适合中国人的轻断食瘦身书，对中国读者将大有裨益。

当时，我也亲自体验了一番轻断食。由于缺乏经验，我没有准备，匆忙开始轻断食，因为个人和外部原因，无法控制热量摄入，草草结束了我的轻断食体验。但我没有放弃，随后1个月里，我认真阅读轻断食的各种资料，将可能遇到的诱惑或困难写下来；结合自身饮食习惯、营养学知识及轻断食理念，制定了4个星期的轻断食食谱表，严格计算每种食物的热量，把轻断食日和正常日不同的食谱都写下来，然后，再一次尝试轻断食，终于成功地坚持下来了。

到现在为止，两年过去了，我不仅成功减掉了10千克，体重无反弹，而且健康状态和精神状态也不错，大家都说我年轻了许多。

在这过程中，我经常与好友、网友互动，交流轻断食的经验，分享美味的轻断食食物。在我的影响下，越来越多的人加入到轻断食的队伍中。随着轻断食知识和经验的累积，我越来越发现，想要成功实行轻断食，不但要掌握正确的方法，而且心理的自我激励，朋友、家人的支持也非常重要。这本书的出版，不但为国人介绍像轻断食这样健康合理的瘦身方式，而且提醒大家，使用正确的方法和步骤进行轻断食，不断地自我鼓励，寻求朋友、家人的支持，才能达到瘦身的目标。

书中的每个食谱都是结合中国人的体质特点、饮食习惯及营养学知识专门定制的，每道菜的热量都经过了周密的计算。由于每个人的体质和健康状况不同，我结合自身体验和营养学知识，将轻断食划分成几个阶段：准备期，将每餐食物分量逐渐减少，尽量吃低油脂、高蛋白质、多纤维的食物；尝试期和巩固期，在保证身体基本营养需求的基础上，严格限制热量摄入，将其控制在500~600千卡；维持期，如果你感觉还不错，可以1星期选择1天轻断食，或在日常饮食中继续遵循健康饮食的原则，养成规律的有节制的生活方式。

同时，书中还有素食者、办公室职员的轻断食建议，轻断食期间搭配何种运动，以及轻断食达人们的经验分享等。我鼓励大家把自己的轻断食食谱和感想记录下来，有步骤、有计划地实施轻断食。有任何问题和困难也不用担心，书中为你准备了应对良策；有任何阻碍也不用畏惧，都可以一一解决。

此外，我们还出版了一本轻断食排毒方面的书，配合本书使用，能使我们的身体既苗条又清爽噢。

你还在犹豫什么，加入我们，一起轻断食吧，让饮食更加健康，身材更加苗条，生活更加美好！

$\mathcal{C}$ontents 目录

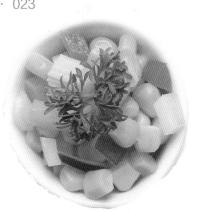

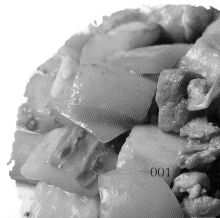

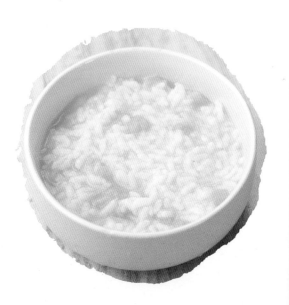

PART 03

第2周：尝试期

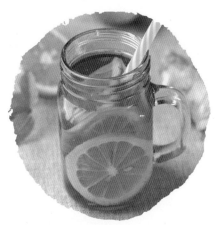

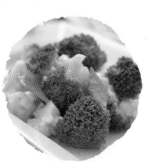

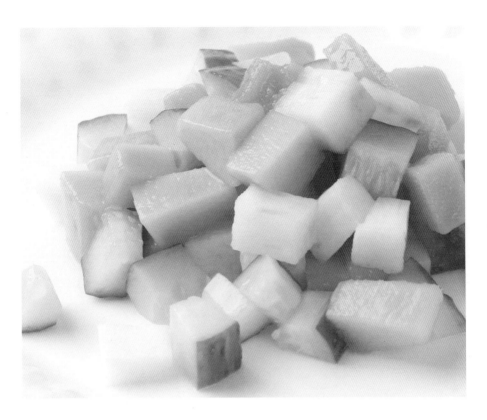

第3周：适应期

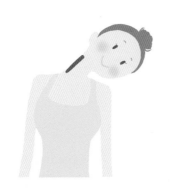
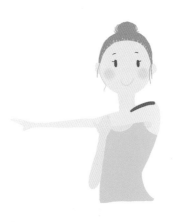

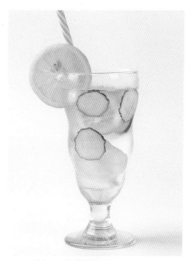

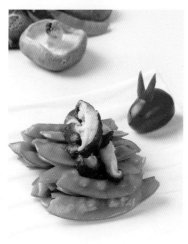

PART 05

第4周：巩固期

第5周以后：继续或维持

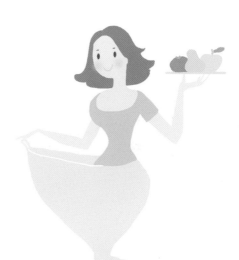

和家人同住：怎么轻断食

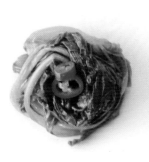
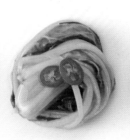
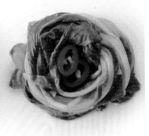

PART 08

办公室：怎么轻断食

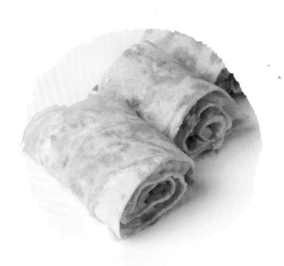

PART 09

素食者：怎么轻断食

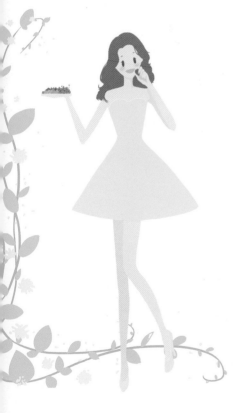

附录

索引

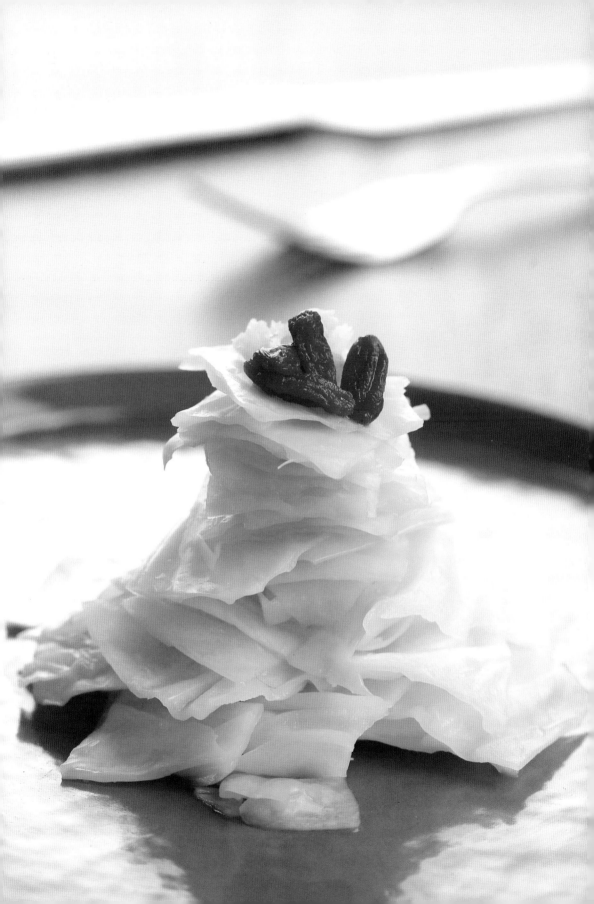

PART 01

轻断食，健康有效的减肥大法

　　作为一种全新、健康、合理的生活方式，轻断食已经在世界范围内迅速传播开来，成为瘦身界的新宠儿。轻断食倡导低热量、低盐、低油、清淡、营养全面的饮食方式，不仅能帮助你减轻体重，还能带来诸多健康效应，如预防癌症、改善高血压等；更为神奇的是，轻断食还能让你进行一次心灵的洗礼，让你精神愉悦。现在，就让我们一起走近它，开启轻断食的奇妙之旅吧！

风靡全球的轻断食瘦身

很多人不了解轻断食，认为它仅仅是一种普通单纯的减肥方式，与节食、运动减肥并无二致。其实，轻断食远不止让你瘦身，还能带给你更多意想不到的神奇效果。

轻断食的起源

轻断食是从断食的古老宗教中提升出来的一种"针对现代人"的健康生活方式，其内涵是间隔性地断绝正常饮食，以低能量、高营养的食物代替正常的三餐，来实现促进肠胃排空、缓解便秘、减轻体重等效果。简单来说，轻断食就是让你断绝对食物过多的贪欲，更好地把控自己。

轻断食不仅可以改变你的饮食习惯，帮助你瘦身，也能改造你的心智，养成更健康的生活方式。更重要的是，它可以提升你的精神境界，让你更加自信、愉快。

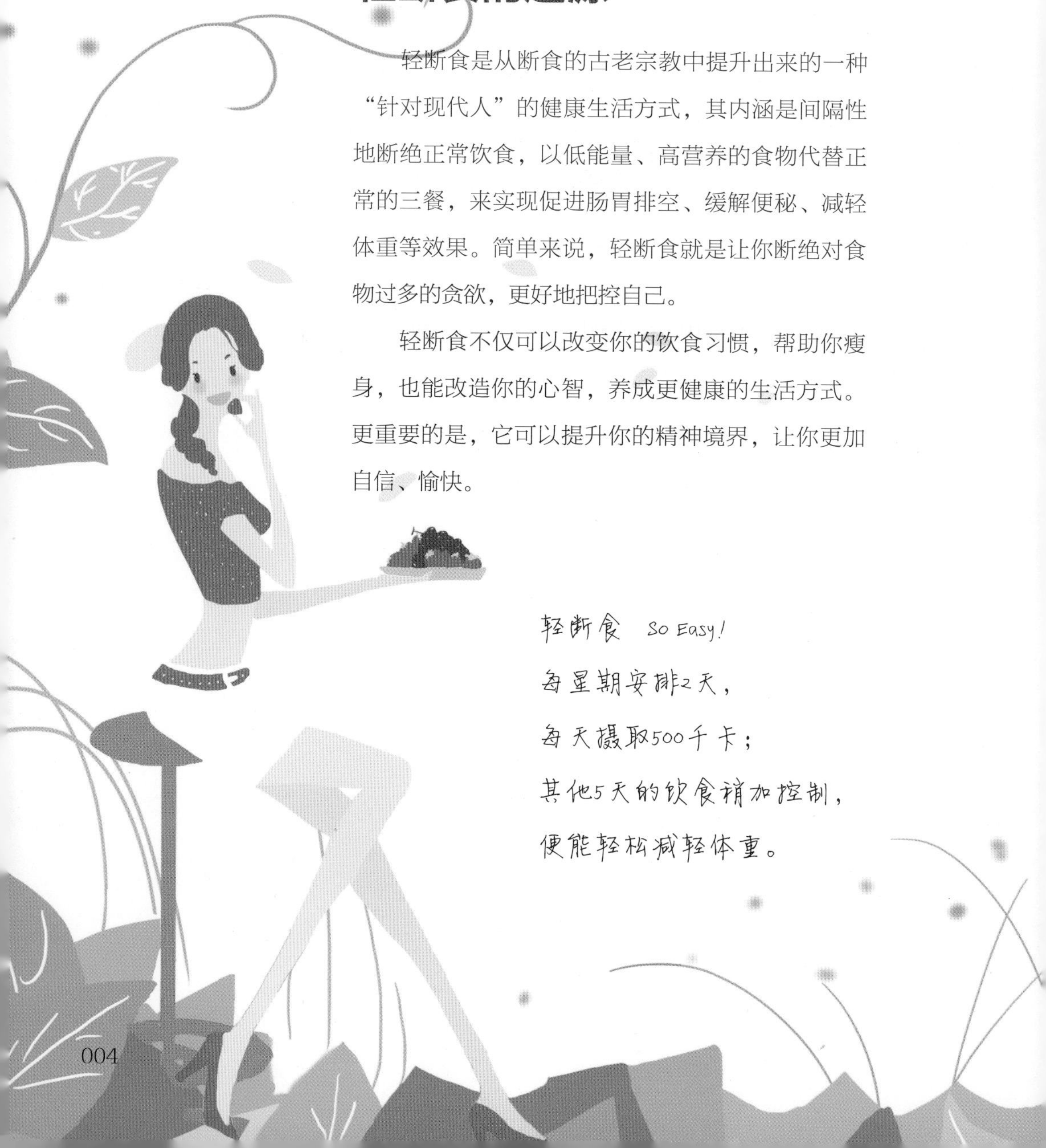

轻断食 So Easy!

每星期安排2天，

每天摄取500千卡；

其他5天的饮食稍加控制，

便能轻松减轻体重。

轻断食的神奇功效

瘦身排毒

轻断食后，体内多余的脂肪就会转化为热量，供给包括大脑、内脏、内分泌、造血等重要生命机能，而蓄积在体内的有毒物会被血液、淋巴液吸收，再由肾脏和皮肤排泄出去，实现排毒与瘦身。

远离生活习惯病

很多人因身体肥胖而招惹一些生活习惯病，如高血压、高血脂、糖尿病。通过轻断食减掉多余的脂肪，可缓解这些疾病的困扰。此外，通过轻断食保持健康的体重，也能预防这些慢性病的发生。

提高免疫力

在经过阻断、排毒、重建的过程后，身体的免疫力会得到全面提升。通过轻断食，可以使体内的白细胞战斗力更强，能有效吞噬体内的病菌和有害物质。

获得愉悦感和自信心

研究表明，轻断食能让内脏获得充分休息，大脑可产生脑内啡，这种物质可让人产生愉悦感。此外，轻断食一段时间后，你能抵抗住美食的诱惑，自我控制能力增强，会更有自信地轻断食。

延长寿命

轻断食可减掉身上多余的脂肪，减轻体重，并达到正常的体重值。当你看起来很瘦时，你的体内也正在发生巨变，你的血压和有害的血脂与激素分泌量都会降低，意味着体内的良性物质会增加。这些改变可能会让你更健康、更长寿。

你适合轻断食么？来测一测吧

我可以轻断食吗？也许很多人都会有这样的疑问。因此,在进行轻断食之前,通过问题测试了解自己是否肥胖,是否适合轻断食,是首要步骤。

问题测试

1.吃饭经常赶时间,狼吞虎咽,没有充分咀嚼食物。 是□ 否□

2.现在的体重超出标准体重的10%以上。 是□ 否□

3.经常吃减肥药,但越减越肥。 是□ 否□

4.因太忙而有一餐没一餐的,经常中餐没吃就直接吃晚餐,或根本不吃早餐。 是□ 否□

5.长期一味地节食,体重却依然上升。 是□ 否□

6.偏爱油炸、高脂肪、高热量的食物。 是□ 否□

7.吃肉时喜欢连皮一起吃。 是□ 否□

8.一天中有两餐是在外面解决的。 是□ 否□

9.工作时长期坐着不动。 是□ 否□

10.习惯一下班回家就坐下来吃饭或看电视,然后一直"坐"到睡觉时间。 是□ 否□

11.每周运动少于2次,或每周运动时间不足2小时。 是□ 否□

12.经常以吃大餐作为庆祝特别节日及成就的唯一方案。 是□ 否□

13.因生活及身材压力而变得害怕吃东西,甚至对于吃任何东西都有严重的罪恶感。 是□ 否□

14.虽进行运动减肥,却依然吃很多。 是□ 否□

15.深受肥胖所带来的疾病困扰,如三高症等。 是□ 否□

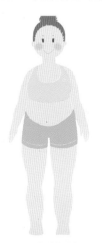 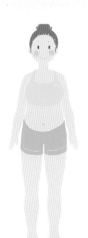 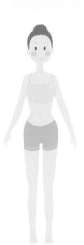

分析与建议

说明你的饮食比较规律、正常，每餐基本上都会按时吃，饮食偏向清淡、少油，没有节食、吃减肥药的不良习惯；平时会经常进行锻炼。因此，你的体重很标准，身材苗条，身体比较健康，没有肥胖的烦恼，也不会受到高血压、高血脂、高血糖等生活习惯病的困扰。通过综合考虑，你不需要进行轻断食。

说明你可能因为工作太忙，没时间或忘记吃早餐或午餐，你可能平常喜欢吃烤串、油饼等高热量的食物，你很少进行身体锻炼，每天在办公室可能要坐七八个小时；最近可能发觉裤子变得越来越紧了，原来能穿的衣服也穿不下了。如果你出现以上情况，说明你很可能面临体重超标的危机，你的腹部、大腿可能出现了讨厌的赘肉，建议你通过轻断食来适当减轻体重。

回答：「是」超过7次

说明你最近做事情感觉比较吃力，容易出汗，走路、爬楼梯会比较费劲、气喘吁吁的；也许你的同事、朋友都开玩笑地叫你"小胖纸"；每次逛街你都只能买最大号的衣服；公司体检医生会告诉你这样的体重可能会对健康造成不良影响，高血压、高血糖、高血脂等疾病的风险较大。所以，赶快行动起来，通过轻断食来摆脱肥胖的烦恼吧。

回答：「是」超过10次

小贴士

世界卫生组织的标准体重计算法
女性：标准体重（千克）=【身高（厘米）- 70】× 0.6
男性：标准体重（千克）=【身高（厘米）- 80】× 0.7

开始轻断食，你要准备好

通过测试，你知道自己正面临着肥胖的危机，会有点迫不及待地想进行轻断食。可这种方式并不是人人都适合，需考虑年龄、健康状况、疾病等多种因素。因此，在正式开始轻断食之前，一定要做好以下准备工作，确保自己健康地瘦身。

了解自己的健康水平

年龄

如果你还未满18周岁，最好不要轻断食，你的身体还处于发育阶段，对各种营养物质的需求较大。如果你的年龄在18~60岁之间，可考虑进行轻断食。如果超过60岁，请不要轻断食，因为会有一定的风险。

测量身高、体重，确定是否属于标准体重

站上身高体重测量仪，可以轻松测出自己的身高和体重。由这两个数值，通过计算公式：体重（千克）/身高的平方（米^2），可以得出你的身体质量指数（BMI），这个数值能判断你是否超重。一般健康人的数值是18.5~23.9，如果超过，就可以计划瘦身啦。

此外，体脂和腰围也是衡量你是否需要减肥的重要因素，有的人可能体重达标，但体脂率过高，或者腰围很粗，这类人也应进行轻断食减肥。

根据自身情况确定每日消耗的热量

人体每天所需的热量来自于食物中的糖类、脂肪、蛋白质，一个人一天所需的热量与其年龄、性别、体型、生活方式、劳动特点、健康状况等密切相关，处于同样的生活、劳动条件下，由于人们年龄、体型的不同，

所需热量也有差别。在进行轻断食时，应根据自己每日消耗的热量来制订不同的轻断食目标。一般来说，男性比女性每天所消耗的热量要高。因此，男性可以将目标稍微定高一点，如600千卡左右。

是否患有疾病，如贫血、心脏病、低血压等

对于身体患有某些疾病的人，如贫血、低血压、心脏病患者，建议不要轻易轻断食。经常贫血者如果进行轻断食，能量供给不充足，容易加重贫血的程度；低血压患者在轻断食那两天可能会头昏眼花，甚至晕厥；轻断食虽然可以在一定程度上降低心脏病的风险，但心脏病患者最好不要尝试轻断食，以免造成严重的后果。

特殊人群，如孕妇、哺乳女性、病后恢复期、重体力劳动者

轻断食虽然可以帮助减肥，但并不是所有人都适合。孕妇、哺乳女性并不适合轻断食的饮食方式，相反这类人群应充分保证各种营养的供给。如果你在病后恢复期间，也不宜进行轻断食，最好等身体复原后，再根据实际情况考虑是否进行轻断食。重体力劳动者，如搬运工、农民等，如果实行轻断食，那么意味着每顿要少吃很多，这样体力肯定跟不上高强度的活动，容易造成晕眩。

调整自己的生活习惯

开始轻断食前，尽量不要吃油炸、烧烤类食物，让自己逐渐过渡到清淡、低糖、低热量的饮食，提前适应轻断食的状态。如果你很少运动，请从现在开始，每天进行适量的身体锻炼，让身体提前进入运动的状态。

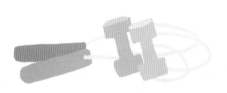

制订短期和长远目标

短期的目标可以是最初3个月减掉体重的5%~10%，比如原来体重为60千克，你就减掉了3~6千克。目标也可以实际点，如将牛仔裤尺码降到多少号，或者希望自己穿泳衣显得漂亮等，这样往往容易激励自己坚持下来。

长远目标因人而异，有的人可能希望自己能恢复过去的身材，有的人可能希望能减重10千克甚至20千克，达到完美的体重。只要目标切合实际，且自己能坚持下来，就不用害怕目标无法实现。

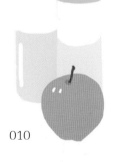

心理准备

1.为自己加油打气

马上就要开始进行轻断食了，你可能会担心自己无法坚持到最后，你可能会害怕无法让自己瘦下来……请从现在开始，每天给自己积极的暗示和鼓励，造就强大的心理，以应对接下来的各种挑战和诱惑。

2.积极应对各种压力

在进行轻断食过程中，如果遇到压力和困难，可列出一份压力清单，分析原因和自己的表现，尽快找到应对的办法；可去公园散散步，爬爬山，看自己喜欢的影视剧或图书等，让自己放松一下。

3.拒绝他人的食物诱惑

轻断食时，家人或同事可能会搅乱你的饮食计划，劝你多吃点。因此，在轻断食之前，一定解释清楚你轻断食的原因，让他们无条件地配合和支持你的轻断食计划，杜绝一切食物诱惑。

实施轻断食的七大步骤

　　轻断食是一种健康的瘦身方式，虽然知识储备得比较充足了，可具体怎么实施却是摆在你面前的难题。按照以下七大步骤进行轻断食，便可助你轻松实现完美瘦身。

Step 01
轻断食开始前进行
身体预热

　　轻断食的前 1 天要给身体充分预热，有意识地为第 2 天的轻断食日做好充足的准备。比如，周六进行轻断食，周五当天就要让肠胃慢慢地空下来。午餐八分饱为宜，晚餐减少一半的分量，睡前 3 个小时不要再进食。

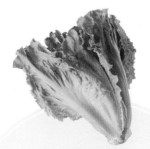

Step 03
制订轻断食日的热量

　　在轻断食的 2 天中，要严格控制热量的摄入，全天的热量总摄入量要控制在 500 千卡以内。如果一开始实在无法坚持，可以从 900 千卡、700 千卡、500 千卡的阶梯过渡过来。在这期间，建议吃清淡的流质食物，如白粥、燕麦、蔬菜汤等。

Step 02
每周固定2天进行轻断食

　　在一个星期中，最好专门固定 2 天进行轻断食，其他 5 天进行低盐、低油、清淡、低热量的饮食，分量和平常差不多。可选择周一和周二轻断食。一般周五、周六、周日都是聚会的高峰期，大家可以放心地吃喝；然后安排周一、周二再轻断食，进行清肠排毒；周三、周四两天恢复正常饮食，这样就比较容易实施，也便于形成习惯。

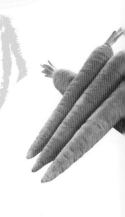

Step 04
遵循低盐、低油、清淡、低热量、营养全面、搭配合理的饮食总则

开始轻断食之后，你可以摄取充足的优质蛋白质食物，乳制品、蔬菜和水果等也可适当吃。在享受美味时，你必须记住一点：摄入食物的总热量不要超过规定的 500~600 千卡。此外，烹调时，不可放入太多盐和油，要严格实行低盐、低油、清淡的原则。

Step 05
5天正常吃，每天摄取热量少于1 500千卡

无须轻断食的那 5 天的饮食可以恢复正常，可以吃全谷类及未加工的食物，蔬菜、水果、豆类、鱼类、低脂乳制品等也必不可少。但切忌暴饮暴食，高脂肪的食物也应尽量避免，每天所摄入的总热量不可超过 1 500 千卡。

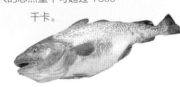

Step 06
轻断食结束后切勿马上暴食

轻断食后的复食需要一个过程，马上开始大鱼大肉肯定不可取，伤胃又伤身。轻断食后的第 2 天，可以从果汁或沙拉开始，佐以小米粥和青菜，给肠胃适应的时间。这个阶段一定要控制好，如果从轻断食马上跳到暴食，所有的努力就会前功尽弃。

Step 07
奖励自己

每完成一个轻断食日，不要忘记犒劳一下自己，以激励自己迎接接下来的轻断食日。比如，买自己喜欢的衣服或鞋子，换个新发型，或者看一场电影等。但千万不要大吃大喝，不要因此打乱自己的轻断食计划。

轻断食烹调注意事项

烹调方式在很大程度上会影响轻断食的效果，即使选择低脂或高蛋白的食物，如果烹调方式为油炸、烧烤等，便会大大增加食物的热量，从而影响减肥的效果。因此，选择健康清淡的烹调方式对轻断食者尤为重要。

1.食材洗净后再计算热量

食材在处理后，其重量会变轻，因此需在处理完之后再计算，这样才能准确计算出食材的热量。食材中该去皮的先去皮，该去籽的去籽，最好切成适量大小后，再称重并计算热量。

2.蔬果生吃还是熟吃，对减肥有讲究

有些蔬菜含需要烹饪后才能被吸收的维生素，比如胡萝卜、菠菜、菌菇、芦笋、卷心菜、青椒等。而生菜这类纤维素含量丰富的蔬菜，洗干净生吃就很不错。

3.油不要放太多

如果为了防止粘锅，油放得过多，会导致摄入的脂肪量增多；正确的用油量是：油倒入炒锅内后，它起到了润滑和防粘的作用，就足够了。如果菜肴粘底就加水，不要再多放油。

4.食材最好凉拌、蒸、煮、炖

不同的烹调方式会给减肥带来很不同的影响，推荐大家用蒸、煮、炖的方法，方便实用，做出的菜肴营养又健康。杜绝煎、炸、烤、熏，会用到很多油和调料，产生很多热量，还会产生对人体有害的物质。

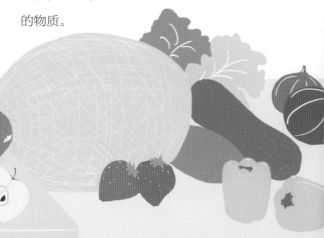

5.轻断食要低脂，但不是无脂

轻断食时，千万不要拒绝所有油脂。油脂是烹饪的关键，也是身体营养的关键。烹饪的时候喷上薄薄的一层植物油，才是正确的做法。植物油是从植物的果实、种子、胚芽中得到的油脂，常见的有花生油、菜籽油、芝麻油、橄榄油等，它们的胆固醇含量较低，是购买食用油时的首选。

6.变着花样烹饪

调味料如辣椒、醋、柠檬、香草、蒜蓉、咖喱粉，这些带有刺激性的调料几乎没什么热量，能为轻断食的食物增添更多风味。美味，也是坚持减肥的一大动力。但是，不能放太多盐和酱油，菜肴太咸会增加高血压、心脏病、中风等疾病发生的风险。

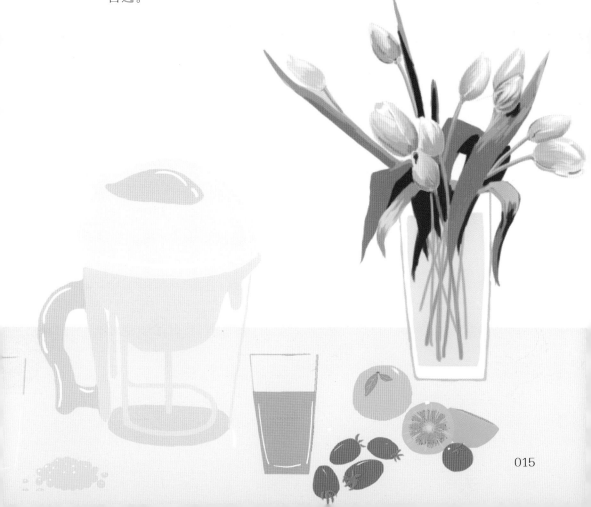

确定分量和估计热量

　　大家在轻断食过程中，对食物热量、重量和体积应该有大致的估算和印象。如果记不清楚，可去相关网站或者 APP 查询食物热量。对食物分量和热量快速直观地估算，有助于日常生活中对热量摄取的把握，对瘦身大业极有助益。本书附有常见食物热量表，可供查阅，请参见附录。

1盒 | 250毫升
低脂牛奶 | 107千卡

1块 | 36克
白方包 | 84千卡

10厘米

1碗 | 100克
白米饭 | 143千卡

1个 | 50克
白水蛋 | 70千卡

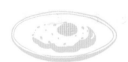

1个 | 50克
煎鸡蛋 | 100千卡

1杯 | 250毫升
鲜橙汁 | 112千卡

1个 | 250克
苹果 | 130千卡

10厘米

1碗 | 250毫升
肉汤 | 75千卡

10厘米

1碗 | 250毫升
菜汤 | 32千卡

1块 | 100克
白煮鸡胸肉 | 133千卡

1个 | 120克
土豆 | 93千卡

6根 | 100克
菜心 | 25千卡

轻断食常见五大误区

在轻断食的过程中，很多人容易走入误区，导致过程痛苦或成效不大；还有些人从一开始就怀疑轻断食的功效，对其不屑一顾。那么，轻断食背后的真相到底是什么呢？让我们来——揭开吧。

误区一：轻断食会让人很痛苦

轻断食不是绝食，你只需要在一个星期内挑2天摄取500~600千卡热量的食物，其他时间可以正常适量进食，很多美味的食物你依然可以吃到。

误区二：轻断食可以天天进行，人人都可以尝试

轻断食并不是每天都进行，而是每周5天正常饮食，另外固定2天进行轻断食。轻断食适合体重超重或肥胖、高血压、高血脂、高血糖的人群，但营养不良、低血压、低血糖的人群及儿童、老年人、孕妇和哺乳期妇女不适宜进行轻断食。

误区三：轻断食的两天"管住嘴"，其余5天胡吃海喝

不少人觉得，只要轻断食的2天管住嘴，其余5天就算胡吃海喝也没关系。如果只是轻断食的2天吃低能量的蔬果，其他几天又大吃大喝的话，收到的瘦身效果会非常有限。

误区四：轻断食的瘦身效果明显，可以连续一个星期以上进行轻断食

连续一个星期，甚至更长时间进行轻断食的做法不可取。由于轻断食期间的饮食结构变化较大，短期内轻断食危险性不大，但长期可能造成营养不良，不宜长期实施。

误区五：轻断食期间不能进行任何运动

轻断食日要避免剧烈运动，因为轻断食当天摄入的热量较低，勉强进行中高强度的锻炼，容易出现运动伤害，并唤醒身体的防御机制，开始大量囤积脂肪。一些轻度运动，如散步、慢走等，可在轻断食日进行。

轻断食必需的营养要素

轻断食要求进行一段时间的限制性饮食，但并不意味着什么都不能吃，人体所必需的营养素，如蛋白质、脂肪、糖类、钙等必须适量摄取，这样才能瘦得健康，美得快乐。

营养素	蛋白质	脂肪
简述	蛋白质是细胞和组织的重要组成，约占人体质量的17.5%，与生命息息相关。人体的新陈代谢、生长发育都离不开蛋白质	作为产生热量最高的能源物质，1克脂肪在体内产生的热能是蛋白质的2.25倍，是名副其实的"燃料仓库"
对轻断食者的好处	蛋白质在体内的代谢时间较长，可长时间保持饱腹感，有利于控制饮食量。同时，蛋白质可抑制促进脂肪形成的激素分泌，减少赘肉的产生	脂肪能给轻断食者提供热能，保护皮肤和内脏，保持体温恒定，促进脂溶性维生素的溶解、吸收、利用并能影响组织功能，提供身体必需的脂肪酸，且能增进食物的口感、饱腹感，具有抗饥饿的作用
最佳食物来源	肉类和鱼类富含优质蛋白质，另外，奶、蛋、干豆类也有不菲的蛋白质含量，建议多吃鱼肉、鸡、鸭、蛋、虾、坚果等	日常生活中的食用植物油、动物油是直接的脂肪摄取渠道，动物内脏、鱼、坚果等也是补充脂肪的不错选择
图片	鸡蛋富含蛋白质	腰果饱含脂肪

营养素	维生素A	维生素C
简述	维生素A属于脂溶性维生素，可促进蛋白质的生物合成和骨细胞的分化，具有调节表皮及角质层新陈代谢的功效，可以抗衰老，去皱纹	维生素C可以增强血管组织和减少血液中胆固醇的含量，对于动脉硬化性心血管疾病及高血压、中风等有很好的预防和治疗效果
对轻断食者的好处	维生素A不仅对眼睛有益，而且还能帮助燃烧脂肪、代谢脂肪和蛋白质，还能对抗氧化。让你在减肥的过程中，皮肤变得更加富有弹性，整个人看起来更有紧实感	维生素C能降低皮肤中的黑色素含量，有效地去除黑斑，使皮肤越来越白，延缓衰老
最佳食物来源	动物的肝脏、鱼肝油、牛奶、蛋黄是维生素A的良好来源。有色蔬菜中的胡萝卜素也可以在体内转化为维生素A，如油菜、胡萝卜、番茄、荠菜等	维生素C的主要食物来源是新鲜蔬菜与水果。蔬菜中，苦瓜、豆角、菠菜、土豆、韭菜等含量丰富；水果中，草莓、柑橘、柠檬等含量最多
图片	胡萝卜富含维生素A	柠檬的维生素C含量很高

营养素	维生素B$_1$	维生素B$_2$
简述	维生素B$_1$是人体不可缺少的营养元素之一，能增强肠胃的蠕动，促进食物的消化吸收，并且有"大脑维生素"之称，对脑神经的传递有重要作用	维生素B$_2$是水溶性维生素，容易消化和吸收，被排出的量随体内的需要以及可能随蛋白质的流失程度而有所增减；它不会蓄积在体内，所以时常要以食物或营养补品来补充
对轻断食者的好处	维生素B$_1$有助于体内葡萄糖被利用转换成热量，加速运动过程中肝糖的消耗利用。如果缺乏维生素B$_1$，人体就无法顺利地将葡萄糖转为热量	维生素B$_2$可帮助脂肪燃烧，对于限制热量摄取及运动减肥者而言，为相当重要的营养素
最佳食物来源	在植物性食物中，豆类和花生含维生素B$_1$最多。在蔬菜中，苜蓿、枸杞、毛豆的维生素B$_1$含量较多。在动物性食物中，畜肉及内脏含维生素B$_1$很多	维生素B$_2$在各类食品中广泛存在，但通常动物性食物中的含量高于植物性食物，如各种动物的肝脏、肾脏、心脏、蛋黄、鳝鱼以及奶类等。许多绿叶蔬菜和豆类含量也多，谷类和一般蔬菜含量较少
图片	花生含丰富的维生素B$_1$	牛奶富含维生素B$_2$

营养素	维生素D	钙
简述	维生素D被称为"阳光维生素"，是人体必需的维生素，可帮助钙、磷的吸收，有预防佝偻病（儿童）和软骨症（成人）的良效	钙是人体软组织的主要组成成分，约占体重的2％，是人体不可缺少的物质。人体缺钙严重时，会患上佝偻病和软骨病
对轻断食者的好处	维生素D是人体制造瘦素所必需的。瘦素是一种可控制食欲的激素。它会使人在进餐后产生吃饱的感觉，从而停止进食。另外，控制热量摄入时，增加维生素D的吸收量有助于减肥	足量的钙，特别是离子钙，在肠道里能与食物中的脂肪酸、胆固醇结合，阻断肠道对脂肪的吸收，使脂肪随粪便排出，从而达到减肥的目的
最佳食物来源	只要人体接受足够的日光，体内就可以合成足够的维生素D；含脂肪高的海鱼、鱼卵、动物肝脏、蛋黄、奶油和奶酪中维生素D的含量相对较多	奶类和奶制品是补钙的首选，如牛奶、羊奶、脱脂乳、脱脂奶粉等，含钙量高，吸收率好。鱼类、坚果类也有不菲的钙含量，如沙丁鱼、泥鳅、芝麻、核桃仁、葵花籽等
图片	鳕鱼富含维生素D	含钙高的芝麻

营养素	膳食纤维	糖类
简述	膳食纤维是一般不易被消化的食物营养素，在保持消化系统健康上扮演着重要的角色。摄取足够的膳食纤维可以预防心血管疾病、癌症、糖尿病等	糖类在生命活动中起着重要的作用，是人体热能的主要来源，体内物质运输所需能量的70%都来自糖类
对轻断食者的好处	膳食纤维容易使人产生饱腹感，从而减少其他食物的摄入量，还能使得人体摄入较少的热量，消耗体内的脂肪，控制体重，帮助轻断食者减肥	全谷类的纤维质完整，糖类的吸收不会太快，有助于控制血糖，增加饱腹感，减缓饥饿感的出现
最佳食物来源	全谷类粮食，其中包括麦麸、麦片、全麦粉及糙米、燕麦、豆类、蔬菜和水果等	糖类主要来源于植物性食物，含糖类较多的食物有淀粉类，如糖果、藕粉、菱角粉等；谷类，如小米、高粱米等
图片	含膳食纤维丰富的菜心	含糖量高的小米

轻断食最佳食物排行榜

在安排轻断食日的食谱时，可以优先选择低热量、低脂的食物，比如肉类中以瘦牛肉、鱼肉最为合适，以更好地保证轻断食的瘦身效果。

最佳肉类				
食物	简述	对轻断食者的好处	贴心提示	图片
虾	虾主要分淡水虾和海虾，虾肉肥嫩鲜美，不腥无刺，是滋补身体之妙品	虾几乎不含脂肪，是优质的蛋白质来源，富含多种矿物质，每百克虾中仅含有79千卡热量，适宜减肥期间食用	宿疾者、正值上火之时不宜食虾；虾为动风发物，患有皮肤疥癣者忌食	
瘦牛肉	瘦牛肉蛋白质含量高，而脂肪含量低，所以味道鲜美，受人喜爱，享有"肉中骄子"的美称	瘦牛肉是蛋白质最多、脂肪最少、血红素铁最丰富的肉类之一，热量在肉类中属于低的，每百克瘦牛肉含106千卡热量，减肥期间可适量食用	牛肉的纤维组织较粗，结缔组织又较多，应横切，将长纤维切断，不能顺着纤维组织切，否则无法入味，还嚼不烂	
鳕鱼	鳕鱼又叫大头青，含丰富的蛋白质、维生素A、维生素D、钙、镁、硒，营养丰富、肉味甘美	鳕鱼是一种含有高蛋白，但几乎不含脂肪的鱼类，每百克鳕鱼中只含有88千卡热量，减肥时可适量食用	鳕鱼可被制成鱼肉罐头、鳕鱼干、鳕鱼子及其舌头和肝脏也可食用	
鸡胸肉	鸡胸肉蛋白质含量较高，且易被人体吸收利用，有增强体力、强壮身体的作用	鸡胸肉是鸡身上热量比较低的部位，每百克鸡胸肉中仅含有133千卡热量，是减肥期间蛋白质最佳来源之一	应挑选肉质紧密，有轻微弹性，且呈粉红色、具有光泽的新鲜鸡胸肉	

<table>
<tr><th colspan="5">最佳蔬菜</th></tr>
<tr><th>食物</th><th>简述</th><th>对轻断食者的好处</th><th>贴心提示</th><th>图片</th></tr>
<tr><td>黄瓜</td><td>黄瓜的含水量为96%~98%，它脆嫩清香，味道鲜美，营养丰富</td><td>黄瓜是热量超低的减肥食品，每百克黄瓜仅含有15千卡热量；而它所含的大量维生素和纤维素也能帮助消除便秘和加快脂肪燃烧</td><td>黄瓜与辣椒、芹菜搭配，维生素C易被破坏</td><td></td></tr>
<tr><td>生菜</td><td>生菜含有大量维生素B₁、维生素E、维生素C、膳食纤维和微量元素，有美白和保护视力的作用</td><td>生菜中膳食纤维和维生素C较白菜多，有消除多余脂肪的作用，每百克生菜仅含有15千卡热量，故又叫减肥生菜</td><td>因生菜可能含有农药、化肥的残留物，生吃前一定要清洗干净</td><td></td></tr>
<tr><td>苦瓜</td><td>苦瓜能抑制脂肪吸收，有利于减肥。吃苦瓜以色青未黄熟时才好吃，更取其清热消暑的功效</td><td>苦瓜富含维生素C，且脂肪和糖的含量都非常低，其苦味能抑制食欲，每百克苦瓜仅含有19千卡热量，非常适合减肥者食用</td><td>苦瓜最好的吃法是凉拌，清炒会使苦瓜中的维生素大量丢失，而且清炒后油的含量比较高，不利于减肥</td><td></td></tr>
<tr><td>丝瓜</td><td>丝瓜又叫水瓜，其药用价值较高，全身都可入药；所含各类营养在瓜类食物中较高</td><td>丝瓜中水分的含量很高，热量较低，每百克丝瓜中含20千卡热量，适合在减肥期间食用</td><td>丝瓜汁水丰富，宜现切现做，以免营养成分随汁水流走。烹制丝瓜时应注意尽量保持清淡，油要少用，可勾稀芡</td><td></td></tr>
</table>

续表

最佳蔬菜				
食物	简述	对轻断食者的好处	贴心提示	图片
番茄	番茄含有丰富的胡萝卜素、维生素C和B族维生素，具有减肥瘦身、消除疲劳、增进食欲等功效	番茄是既美味又瘦身的减肥食品，每百克番茄仅含有19千卡热量，是一种能直接生吃的减肥零食	番茄中含有胶质和可溶性收敛剂，空腹食用易阻塞肠胃引起腹痛	
芥菜	芥菜不仅含有丰富的维生素A、维生素C和维生素D，还含有大量的抗坏血酸及活性很强的还原物质，有提神醒脑、解除疲劳的作用	每百克芥菜中仅含有24千卡热量，芥菜的组织较粗硬，含有胡萝卜素和大量食用纤维素，有通便的作用，可促进食物消化	为了去掉芥菜的味道，可以在烹饪前用开水焯一下；芥菜和大麦、黑米、荞麦及豆类都可以搭配食用	
空心菜	空心菜为夏秋季节主要绿叶菜之一，其维生素含量高于大白菜，这些物质有助于增强体质，防病抗病	每百克空心菜中只含有20千卡热量，空心菜中的大量纤维素，可增进肠道蠕动，加速排便，对于防治便秘及减少肠道癌变有积极的作用	空心菜遇热容易变黄，烹调时要充分热锅，大火快炒，在叶片变软前即可熄火盛出	
芹菜	芹菜富含蛋白质、糖类、胡萝卜素，常吃芹菜对预防高血压、动脉硬化等都十分有益，并有辅助治疗作用	每百克芹菜仅含12千卡热量，常吃芹菜，可以有效帮助皮肤抗衰老，达到美白护肤的功效	营养成分多在菜叶中，应和叶子一起吃，不要只吃茎而丢掉叶子	

最佳水果

食物	简述	对轻断食者的好处	贴心提示	图片
苹果	苹果含丰富的营养，易被人体吸收，味甜，口感爽脆，是世界四大水果之冠	苹果中糖类、水分、纤维、钾含量都较高，可缓解便秘、消除水肿，而且每百克苹果中仅含52千卡热量，适宜减肥时食用	苹果要洗净吃，尽量不削皮吃。肾炎和糖尿病患者少吃	
圣女果	圣女果在国外有"小金果""爱情果"之称，不仅色泽艳丽、形态优美，而且味道适口、营养丰富	圣女果是一种热量低、含水量极高的水果，又由于其便携性，是轻断食期间比较理想的减肥水果之一	经常发生牙龈出血或皮下出血的患者，吃圣女果有助于改善症状	
木瓜	木瓜的果皮光滑美观，果肉厚实细致、香气浓郁、汁水较多、甜美可口、营养丰富，有"百益之果""水果之皇"之雅称	木瓜热量较低，每百克木瓜中含27千卡热量，它还含有一种木瓜酵素，有分解脂肪的效果，可以去除赘肉	木瓜不适宜孕妇、过敏体质人士食用	
草莓	草莓的果肉多汁，酸甜可口，香味浓郁，是水果中难得的色、香、味俱佳者，常被人们誉为"果中皇后"	草莓的热量较低，每百克草莓中仅含30千卡热量；草莓还含有丰富的维生素C，有帮助消化的功效，特别适宜减肥者食用	草莓最好在饭后吃，因为其含有大量果胶及纤维素，可促进胃肠蠕动、帮助消化	

食物	简述	对轻断食者的好处	贴心提示	图片
		最佳辅助食物		
牛奶	牛奶中含有丰富的钙、维生素D等，包括人体生长发育所需的全部氨基酸，消化率可高达98%，是其他食物无法比拟的	每百克牛奶中含54千卡热量，牛奶含有丰富的钙元素，能帮助人体燃烧脂肪，减肥时最好选择低脂或脱脂牛奶	不能空腹喝牛奶，最好与一些淀粉类的食品同食	
酸奶	酸奶是牛奶经过发酵制成的，口味酸甜细滑，营养丰富，深受人们喜爱，专家称它是"21世纪的食品"	每百克酸奶中含57千卡热量，酸奶含有大量的活性乳酸菌，能够促进胃肠蠕动，缓解便秘	一般来说，饭后半小时到两小时之间喝酸奶效果最佳，可以减少刺激，对吸收其中的营养最有利	
鸡蛋	鸡蛋蛋白质的氨基酸比例很适合人体生理需要，易为机体吸收，利用率极高，是人类常食用的食物之一	每百克鸡蛋含有138千卡热量，鸡蛋是优质蛋白质的来源，它能提供一定的饱腹感，健康成年人减肥时每天吃1个鸡蛋是很好的选择	水煮鸡蛋，煮的时间不要太长。鸡蛋煮久了，很容易破坏其中的营养成分	
豆腐	豆腐是最常见的豆制品，一般用黑豆、黄豆和花生豆等来制作。豆腐有增加营养、帮助消化、增进食欲的功能	豆腐热量较低，每百克豆腐中只含81千卡热量，豆腐的蛋白质含量较高，可加快食物消化，推荐在减肥期间作为蛋白质的来源食用	豆腐与蜂蜜一同食用，容易引起腹泻	

PART 02

第1周：准备期

　　在正式开始轻断食之前，最好提前让自己进入状态。不仅轻断食日的分量要减少，饮食也要逐渐过渡到低油、清淡、低淀粉。此外，还应考虑自己的身体条件，选择最合适的运动，让轻断食的瘦身效果以更快的速度呈现出来。记住，只有做好身体和心理的两手准备，才能更加轻松地进行轻断食。

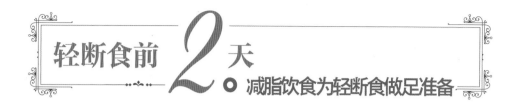

轻断食前 2 天 ● 减脂饮食为轻断食做足准备

通过前文的介绍，相信你已经对轻断食有了初步的了解。现在，让我们做好轻断食的预热工作。在准备期，我们将遵循循序渐进的理念，慢慢减少热量摄入，以免热量骤降造成你身体不适。相比平常饮食，这一天的食物热量略减，稍微减少脂肪和糖类的摄入量，目的是让你的身体逐渐适应低热量、低淀粉的状态。

那么，从这一刻开始，让我们一起踏上轻断食减肥之旅吧！这个过程可能有点艰辛，不过你要有信心，只要有恒心、有毅力，胜利是属于你的！你可以找到志同道合的朋友或家人一起，互相激励，尽量不要自己一个人孤军奋战哦！

专业营养师推荐餐单 （前2天：1200~1400千卡）

进餐	餐单
早餐	鲜牛奶250毫升（135千卡）、提子面包1片（150千卡）、水煮蛋1个（70千卡）
午餐	五彩鳝丝150克（142千卡）、姜汁芥蓝200克（78千卡）、木瓜凤爪汤100毫升（161千卡）、糙米饭1碗（147千卡）
加餐	橙子1个（94千卡）、开心果30克（200千卡）
晚餐	香菇上海青200克（60千卡）、肉末豆角150克（127千卡）、馒头1个（113千卡）

提子面包

食材： 高筋面粉200克，低筋面粉90克，奶粉12克，酵母5克，鸡蛋60克，提子干适量。

做法：

1. 将高筋面粉、低筋面粉、盐、糖、奶粉、酵母过筛混合。
2. 加入鸡蛋和水，揉搓后用搅拌器先慢后快搅拌；摔打面团5分钟，揉搓至可以拉出薄膜后放在40℃左右的环境中发酵1小时左右。
3. 第一次发酵完成后，把面团分割成适量大小，分别再发酵10分钟；整形，裹入泡过水的提子干，最后再发酵45分钟，让面团膨发到做法2的3倍大。
4. 放入已经预热10分钟的200℃烤箱，烤20分钟即可。

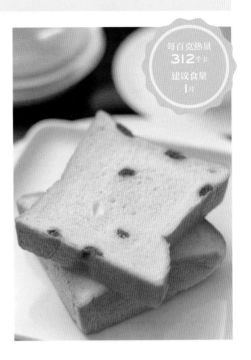

每百克热量
312千卡
建议食量
1片

营养分析：

提子面包含有蛋白质、脂肪、糖类、少量维生素及矿物质，易于消化、吸收，食用方便。

 ## 五彩鳝丝

食材： 鳝鱼100克，茭白20克，青笋20克，彩椒20克，葱姜蒜少许，盐、醋、食用油少许。

做法：

1. 将鳝鱼洗净切成丝，加少许醋拌一下，茭白、青笋、彩椒切成丝，葱姜蒜切成末。
2. 将鳝鱼丝、青笋丝烫熟取出，锅上火加少许油，下葱、姜、蒜煸出香味，放入鳝鱼丝、青笋丝、彩椒丝等食材翻炒，用盐调味即可。

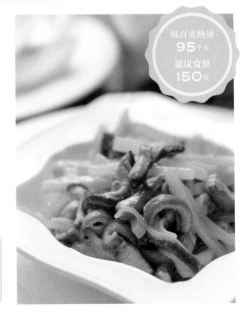

每百克热量
95千卡
建议食量
150克

营养分析：

鳝鱼肉嫩鲜美，营养丰富，不仅味美，还具有滋补功能，可以防止便秘。

姜汁芥蓝

食材：芥蓝150克，姜少许，盐和食用油少许。

做法：

1.将芥蓝摘好洗净，梗切斜片。

2.锅热下油，放姜爆香。

3.倒入芥蓝，炒至八成熟时，放盐，翻炒后盛盘即可。

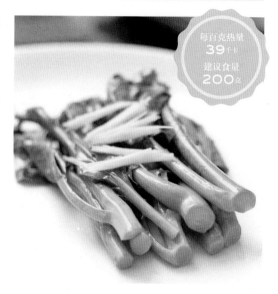

每百克热量 **39**千卡 建议食量 **200**克

营养分析：

芥蓝含有大量膳食纤维，能加快食物消化，防止便秘。

木瓜凤爪汤

每百毫升热量 **161**千卡 建议食量 **100**毫升

食材：凤爪150克，木瓜50克，红枣少许，盐适量。

做法：

1.先将凤爪洗净，去掉爪尖壳；红枣洗净，去核；木瓜洗净，带皮切块。

2.再将锅置火上，放水烧开，放入凤爪、木瓜块、红枣煮至凤爪熟烂，加盐调味即可。

营养分析：

木瓜中含有一种酵素，能消化蛋白质，有利于人体对食物进行消化和吸收。凤爪可以补充胶原蛋白。

香菇上海青

食材：上海青120克，香菇30克，盐和食用油少许。

做法：

1.香菇用温水浸泡后，剪去根，洗净，沥干水分。

2.用油起锅，放入香菇、上海青煸炒，加少许盐，翻炒至熟即可。

营养分析：

营养成分含量比较均衡全面，热量较低，适宜减肥期间食用。

每百克热量 **30** 千卡
建议食量 **200** 克

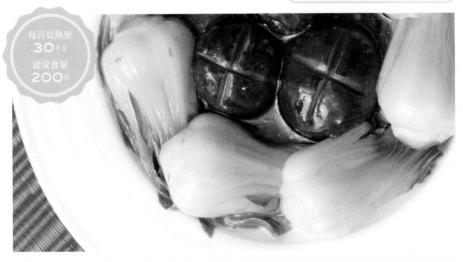

肉末豆角

食材：肉末120克，豆角230克，盐和食用油少许。

做法：

1.豆角洗净切段。

2.锅中注水烧开，倒入豆角，煮至断生，捞出。

3.用少许油起锅，放入肉末炒至熟，再放入豆角炒匀。

4.放盐调味，盛出装盘即可。

每百克热量 **85** 千卡
建议食量 **150** 克

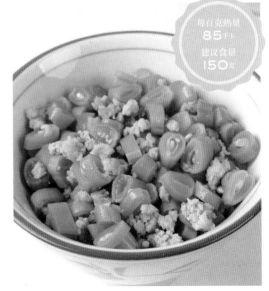

 营养分析：

含丰富的B族维生素、维生素C和植物蛋白质，可补充营养，调理消化系统。

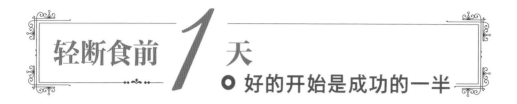

轻断食前 1 天
○ 好的开始是成功的一半

经过昨天的预热工作，相信你的身体已经开始适应低油、低热量的食物。怎么样？身体没有感觉不适吧？不管是准备期还是轻断食期，我们提供的食物营养是足以满足人体所需的，所以无须担忧会营养不良或者损害身体健康。在这一天，我们将继续减少热量，让你的身体进一步适应低热量的饮食。

万丈高楼平地起，打好坚实基础，我们的轻断食减肥就可以顺利开展了！如果你平常饮食口味较重，在开始接受轻断食时会觉得比较辛苦。因此，可以在食物中适量增添味道，如少量生辣椒、白醋，但记住要少盐、少油。健康美丽的身体在前方召唤你，是不是迫不及待地想开始了？

专业营养师推荐餐单（前1天：1000~1200千卡）

进餐	餐单
早餐	百合莲子粥200毫升（106千卡）、玉米发糕100克（165千卡）
午餐	清炒地瓜叶200克（136千卡）、丝瓜炒猪心150克（130千卡）、木耳腰花汤100毫升（70千卡）、黑米饭1碗（228千卡）
加餐	苹果1个（52千卡）
晚餐	玉米笋西芹沙拉100克（48千卡）、三丝汤面200克（136千卡）

百合莲子粥

食材： 鲜百合50克，莲子30克，大米50克，枸杞少许。

做法：

1.莲子去芯，百合去蒂，洗净。

2.在锅中放适量清水，加入莲子大火煮至水沸。

3.将大米放入至水沸，将火调小，放入莲子与百合同煮，直至米花散开，放入枸杞，再焖10分钟左右即可。

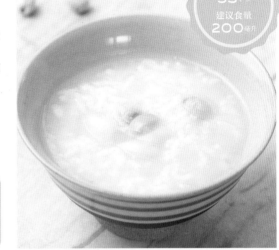

营养分析：

富含黏液质及维生素，对皮肤细胞新陈代谢有益，有一定美容作用。

清炒地瓜叶

食材： 地瓜叶150克，盐和食用油少许。

做法：

1.将地瓜叶洗净沥干水。

2.炒锅置大火上，下油烧至八分热，放入地瓜叶，翻炒几下，加适量盐拌炒至熟即可。

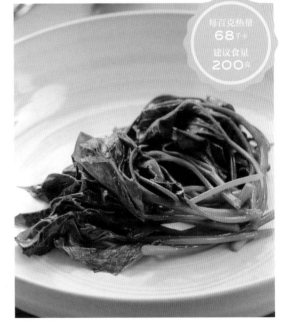

营养分析：

地瓜叶含丰富的膳食纤维，可促进肠胃蠕动，预防便秘。

丝瓜炒猪心

食材： 丝瓜120克，猪心110克，胡萝卜片、姜片、蒜末、葱段各少许，盐和食用油少许。

做法：

1. 丝瓜洗净去皮切块；猪心洗净切片，加盐拌匀，腌渍10分钟。
2. 锅注水烧开，倒入食用油、丝瓜煮约半分钟，捞出，再倒入猪心，余煮约半分钟，捞出。
3. 起油锅，爆香胡萝卜片、姜片、蒜末、葱段，放丝瓜、猪心炒匀。
4. 放盐炒至入味，盛出装盘即成。

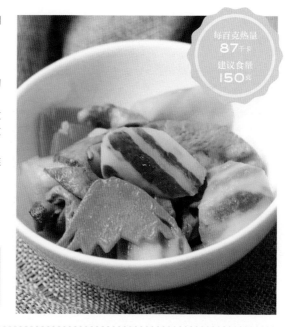

每百克热量
87千卡
建议食量
150克

营养分析：

丝瓜中的维生素B_1可防止皮肤老化，维生素C能保护皮肤组织、消除斑块。

木耳腰花汤

食材： 木耳50克，猪腰150克，枸杞少许，姜适量，盐少许。

做法：

1. 猪腰一剖两片，片去腰臊，洗净切成兰花片，用清水浸泡一会儿。
2. 木耳择洗干净备用。
3. 腰花、木耳一起放入开水锅内，焯熟后捞出。
4. 放在汤碗中，加入水、枸杞、姜片炖至熟，加盐调味即成。

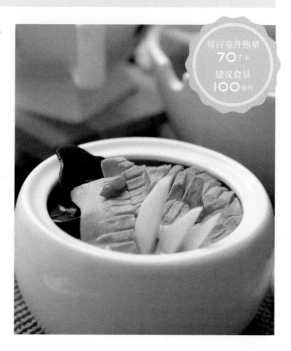

每百毫升热量
70千卡
建议食量
100毫升

营养分析：

能够促进胃肠蠕动，促进肠道脂肪、食物的排泄，减少食物中脂肪的吸收，从而防止肥胖。

玉米笋西芹沙拉

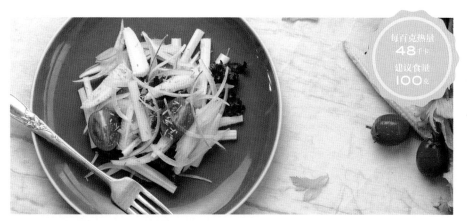

食材： 玉米笋30克，紫叶生菜20克，西芹50克，洋葱30克，圣女果15克，盐、橄榄油和白醋少许。

做法：

1.玉米笋洗净，入沸水焯熟；紫叶生菜洗净控水；西芹洗净切段，焯熟；洋葱洗净切丝；圣女果洗净切半。

2.将上述食材装盘，将橄榄油和白醋淋入盘中，加少许盐拌匀即可。

营养分析：

含有丰富的维生素、蛋白质、矿物质，营养含量丰富。

 # 三丝汤面

食材： 白萝卜100克，土豆1个，胡萝卜1个，面100克，姜、葱、食用油和盐适量。

做法：

1.白萝卜、胡萝卜洗净切丝，土豆洗净去皮切丝。

2.炒锅加入适量油，加入葱、姜爆香，加入白萝卜、胡萝卜翻炒，加入适量水，大火烧开，中火煮5分钟。

3.加入土豆丝和面煮5分钟，加入盐出锅。

营养分析：

具有抗衰老的作用，还能帮助减肥，具有呵护肌肤、保养容颜的功效。

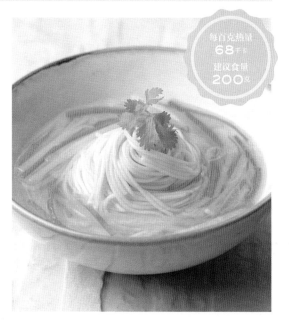

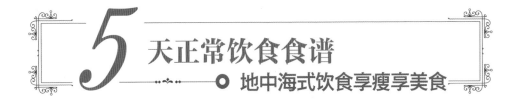

5天正常饮食食谱
◎ 地中海式饮食享瘦享美食

在无须轻断食的正常饮食期间，并不意味着就可以大吃大喝哟。健康的地中海饮食可以为你的轻断食的效果锦上添花。地中海式饮食讲究营养均衡，以全谷和未加工的食物为主，还包括鱼类、禽肉、低脂乳制品和少量瘦肉。让你不必太过于委屈自己的胃，同时又能避免复胖。在正常饮食期间，若能一直坚持地中海式饮食，不仅能让你感觉身轻如燕，也会让自己的身体焕发新的活力，元气满满！

◎◎ 专业营养师推荐餐单（每天：1400~1700千卡）

时间	进餐	餐单
第1天	早餐	低脂牛奶200毫升（114千卡）、杂粮面包2片（160千卡）、煮鸡蛋1个（70千卡）
	午餐	包菜肉末卷150克（114千卡）、青菜炒香菇200克（122千卡）、菠菜豆腐汤200毫升（80千卡）、糙米饭1碗（147千卡）
	加餐	西柚200克（66千卡）
	晚餐	青菜鸡蛋面250克（262千卡）、苋菜豆腐汤200毫升（60千卡）
第2天	早餐	葱油饼150克（388千卡）、玉米豆浆300毫升（171千卡）
	午餐	三文鱼金针菇卷200克（264千卡）、彩椒炒黄瓜200克（58千卡）、原味南瓜汤200毫升（58千卡）、黑米饭1碗（228千卡）
	加餐	菠萝200克（82千卡）
	晚餐	蛤蜊鸡蛋饼150克（153千卡）、绿豆冬瓜汤200毫升（72千卡）、馒头1个（113千卡）

续表

时间	进餐	餐单
第3天	早餐	三色饭团150克（144千卡）、红豆粥200毫升（124千卡）
	午餐	芦笋金针菇200克（76千卡）、彩椒炒鸭肉100克（200千卡）、玉米须生蚝汤200毫升（114千卡）、米饭1碗（100千卡）
	加餐	火龙果200克（102千卡）
	晚餐	芝麻莴笋200克（90千卡）、山药田七炖鸡汤200毫升（140千卡）、米饭1碗（100千卡）
第4天	早餐	煮玉米1根（102千卡）、煮鸡蛋1个（70千卡）、绿豆粥100毫升（60千卡）
	午餐	马齿苋炒黄豆芽200克（72千卡）、三文鱼蔬菜汤200毫升（100千卡）、茭白鸡丁150克（112千卡）、米饭1碗（100千卡）
	加餐	橘子1个（60千卡）
	晚餐	豉油菜心200克（64千卡）、玉竹扒豆腐150克（112千卡）、馒头1个（113千卡）
第5天	早餐	绿豆黑豆浆200毫升（84千卡）、肉包2个（160千卡）
	午餐	紫甘蓝拌茭白200克（76千卡）、粉蒸鱼块150克（184千卡）、菌菇鸽子汤200毫升（134千卡）、红豆饭1碗（110千卡）
	加餐	草莓200克（60千卡）
	晚餐	凉拌芹菜叶200克（70千卡）、南瓜清炖牛肉250克（287千卡）、馒头1个（113千卡）

第1天菜谱

包菜肉末卷

◆每百克热量：**76** 千卡
◆建议食量：**150** 克

食材：包菜200克，肉末60克，胡萝卜50克，香菇30克，姜片、蒜末、葱段各少许，盐和食用油少许。

做法：

1.将备好的食材切好，各自焯煮约半分钟。

2.用油起锅，放入姜片、蒜末、葱段、肉末、香菇、胡萝卜，翻炒；加盐制成馅料。

3.用包菜叶将馅料包紧，制成包菜肉末卷，再蒸2分钟。

4.另起锅，注入烧热，放入水和盐，制成料汁，浇在菜卷上即可。

营养分析：富含防衰老的抗氧化成分，具有提高免疫力、增进身体健康的功效。

青菜炒香菇

◆每百克热量：**61** 千卡
◆建议食量：**200** 克

食材：青菜200克，香菇30克，盐和食用油少许。

做法：

1.将青菜洗净择好；香菇去柄，切成块。

2.沸水锅中加入1克盐，放少许食用油，加入青菜，煮至断生，捞出装盘备用。

3.开水锅中将香菇焯至断生后捞出。

4.另用油起锅，倒入姜片，爆香，倒入香菇翻炒至熟。

5.放入清水、盐，翻炒至入味；用水淀粉勾芡，盛入装有青菜的盘中即可。

营养分析：含有多种维生素、矿物质，对促进人体新陈代谢、提高机体适应力有很大作用。

菠菜豆腐汤

◆每百毫升热量：**40** 千卡
◆建议食量：**200** 毫升

食材：菠菜120克，豆腐200克，盐少许。

做法：

1.洗好的菠菜切段，备用。

2.洗净的豆腐切条，再切成小方块，备用。

3.锅中注入适量清水烧开，倒入切好的海带、豆腐，拌匀，用大火煮2分钟。

4.倒入备好的菠菜，略煮片刻至其断生。

5.加入盐，拌匀，煮至入味，盛出煮好的汤料即可。

营养分析：含有大量的植物粗纤维，具有促进肠道蠕动的作用。

青菜鸡蛋面

◆每百克热量：**105** 千卡
◆建议食量：**250** 克

食材：面条100克，青菜150克，鸡蛋1个，盐和食用油少许。

做法：

1.将水煮沸后放入油、面条。

2.待水再次煮开后，打入鸡蛋，稍煮片刻加入青菜，最后加盐调味即可。

营养分析：补充维生素，可增强记忆，防止记忆力衰退。

苋菜豆腐汤

◆每百毫升热量：**30** 千卡
◆建议食量：**200** 毫升

食材：苋菜50克，豆腐100克，盐少许。

做法：

1.苋菜洗干净，去掉头然后切成细末待用。

2.将豆腐洗干净，切成小块；锅中放冷水，倒入豆腐，水开后烧4分钟。

3.倒入苋菜末，烧1分钟，调入盐即可。

营养分析：苋菜富含膳食纤维，常食可以减肥轻身，促进排毒，防止便秘。

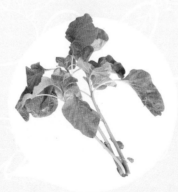

+

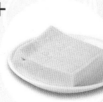

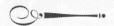

第2天菜谱

玉米豆浆

◆每百毫升热量：**57**千卡
◆建议食量：**300**毫升

食材：黄豆100克，玉米100克。

做法：

1.黄豆提前一晚放水中泡发。

2.把玉米洗净剥粒备用。

3.把黄豆和玉米粒一起放入豆浆机中，加入足量清水，按五谷豆浆键。

4.豆浆打好后，用杯子盛出即可。

营养分析：食后可消除饥饿感，热量很低，是减肥的代用品之一。

三文鱼金针菇卷

◆每百克热量：**132**千卡
◆建议食量：**200**克

食材：三文鱼100克，金针菇50克，芥菜40克，蛋清30克，盐和食用油少许。

做法：

1.芥菜去根部，三文鱼切薄片；鱼片加入盐，腌渍15分钟，至其入味。

2.锅中注水烧开，放芥菜，煮断生；加食用油、盐，略煮，捞出装盘备用。

3.取蛋清制成蛋液。

4.铺平鱼肉片，抹上少许蛋液，再放金针菇，卷成卷，用蛋液封口，制成鱼卷生坯。

5.煎锅置于火上，淋食用油，放鱼卷，小火煎至熟透；关火后盛出，摆在芥菜上即可。

营养分析：有滋润肌肤、预防和去除皱纹的作用。

彩椒炒黄瓜

◆每百毫升热量：**29**千卡
◆建议食量：**200**克

食材：彩椒80克，黄瓜150克，姜片、蒜末、葱段各少许，盐和食用油少许。

做法：

1.将洗净的彩椒切成块，黄瓜去皮，切成小块。

2.用油起锅，放入姜片、蒜末、葱段，爆香。

3.倒入切好的黄瓜、彩椒，炒香。

4.倒入少许清水，加入适量盐炒匀调味。

5.将炒好的食材盛出，装入盘中即可。

营养分析：含有丰富的维生素E，可起到延年益寿、抗衰老的作用。

原味南瓜汤

◆每百毫升热量：**29**千卡
◆建议食量：**200**克

食材：南瓜300克，姜片、蒜末、葱花各少许，盐和食用油适量。

做法：

1.将洗净的南瓜去皮去籽，切片，备用。

2.热锅注油，烧至五分热，放入蒜末、姜片。

3.倒入备好的南瓜，翻炒均匀；加入适量清水，待水开后，加少许盐。

4.盖上锅盖，中火煮约8分钟至食材熟透；揭盖，搅拌均匀。

5.将煮好的汤料盛入碗中，撒上葱花即可。

营养分析：南瓜所含成分能促进胆汁分泌，加强胃肠蠕动，帮助食物消化。

蛤蜊鸡蛋饼

◆每百克热量：**102**千卡
◆建议食量：**150**克

食材：蛤蜊肉80克，鸡蛋2个，葱花、盐和食用油少许。

做法：

1.鸡蛋打撒，放盐调匀。放入蛤蜊肉，加入葱花拌匀。

2.锅中注油烧热，倒入部分蛋液，炒至六成熟；盛入原蛋液中。

3.煎锅注油，倒入混合蛋液，摊开，煎至成形，散出焦香味。

4.将蛋饼翻面，煎至金黄色，把蛋饼取出，再切成扇形块，把蛋饼装入盘中即可。

营养分析：蛤蜊含有丰富的蛋白质、维生素、氨基酸和牛磺酸等多种营养成分，是一种高蛋白、低热能食物。

绿豆冬瓜汤

◆每百毫升热量：**36**千卡
◆建议食量：**200**毫升

食材：冬瓜240克，水发绿豆45克，盐少许。

做法：

1.洗净的冬瓜切块，将绿豆洗净，备用。

2.砂锅中注入适量清水烧热，倒入备好的绿豆、冬瓜，搅拌均匀。

3.盖上盖，烧开后用小火煮约30分钟至食材熟透。

4.揭开盖，放入少许盐，拌匀，煮至食材入味。

5.关火后盛出煮好的汤料即可。

营养分析：给皮肤供给充足水分，有效强化皮肤的水分保湿能力。

第3天菜谱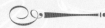

三色饭团

◆每百克热量：**96**千卡
◆建议食量：**150**克

食材：菠菜45克，胡萝卜35克，冷米饭90克，熟蛋黄25克。

做法：
1.熟蛋黄切碎，碾成末；洗净的胡萝卜切成粒。
2.锅中注水烧开，倒入洗净的菠菜，拌匀，煮至变软；捞出菠菜，沥干水分后，装入碗中待用。
3.沸水锅中放入胡萝卜，焯煮一会儿，捞出，待用；将放凉的菠菜切开，待用。
4.取一碗，倒米饭、菠菜、胡萝卜，放蛋黄，和匀至其有黏性。将拌好的米饭制成几个大小均匀的饭团；放入盘中，摆好即可。

营养分析：含有大量的植物粗纤维，具有促进肠道蠕动的作用，利于排便。

芦笋金针菇

◆每百克热量：**38**千卡
◆建议食量：**200**克

食材：芦笋100克，金针菇100克，姜片、蒜末、葱段各少许，盐、水淀粉和食用油少许。

做法：
1.洗净的金针菇切去根部，洗净去皮的芦笋用斜刀切成段。
2.锅中注水烧开，倒入芦笋段，搅拌均匀，煮约半分钟至其断生。捞出焯煮好的芦笋，待用。
3.用油起锅，放姜片、蒜末、葱段，用大火爆香；倒金针菇、芦笋段，翻炒片刻。
4.转小火，加盐，炒匀调味；加入水淀粉，快速翻炒均匀；关火后盛出炒好的菜即可。

营养分析：芦笋有鲜美芳香的风味，膳食纤维柔软可口，能增进食欲，帮助消化。

彩椒炒鸭肉

◆每百克热量：**200**千卡
◆建议食量：**100**克

食材：鸭肉100克，彩椒30克，姜片、葱段各少许，盐、水淀粉和食用油适量。

做法：
1.洗净的彩椒切小块。
2.将处理干净的鸭肉去皮，切丁；装入碗中，加水淀粉拌匀，腌渍约15分钟。
3.用油起锅，放姜片、葱段，爆香；放入鸭肉，快速翻炒至变色。
4.放入彩椒，加盐，翻炒均匀，至食材入味。
5.盛出炒好的菜肴，装盘即可。

营养分析：补充蛋白质和维生素，增强免疫力。

玉米须生蚝汤

◆每百毫升热量：**57**千卡
◆建议食量：**200**毫升

食材：生蚝肉200克，玉米须20克，姜片、葱花各少许，胡椒粉、盐、食用油少许。

做法：
1.锅中注水烧开，放入姜片；淋入食用油，加盐；再倒入玉米须，搅动几下。
2.倒入处理好的生蚝肉，搅匀。
3.盖上盖，烧开后转中火煮10分钟，至食材熟透。
4.取下盖子，撒上少许胡椒粉，搅拌均匀，续煮一会儿，至汤汁入味。
5.关火后将煮好的汤料装入汤碗中，撒上葱花即可。

营养分析：美容养颜，增强皮肤弹性。

芝麻莴笋

◆每百克热量：**45**千卡
◆建议食量：**200**克

食材：莴笋200克，白芝麻5克，蒜末、葱白各少许，盐和食用油少许。

做法：
1.去皮洗净的莴笋切成片。
2.烧热炒锅，倒入白芝麻，改用小火，炒出香味，盛出，备用。
3.锅中注水烧开，加盐。放莴笋，拌匀，焯煮1分30秒至其断生，捞出，备用。
4.用油起锅，放蒜末、葱白，爆香；倒入莴笋，加盐，炒匀调味；盛出装盘，撒上白芝麻即可。

营养分析：常吃莴笋对保护牙齿有帮助，还有安神催眠的作用。

山药田七炖鸡汤

◆每百毫升热量：**70**千卡
◆建议食量：**200**毫升

食材：鸡肉块200克，胡萝卜120克，山药90克，田七、姜片各少许，盐适量。

做法：
1.山药、胡萝卜切成滚刀块。
2.锅中注水烧开，倒入鸡肉块，余去血水，捞出鸡肉，待用。
3.砂锅中注入适量清水烧热，放田七、姜片、鸡肉块、胡萝卜、山药。烧开后用小火煮约40分钟至食材熟透。
4.加入适量盐调味，关火后盛出汤料制成。

营养分析：促进血液循环，补血美容。

第4天菜谱

马齿苋炒黄豆芽

◆每百克热量：36 千卡
◆建议食量：200 克

食材：马齿苋100克，黄豆芽100克，彩椒50克，盐和食用油适量。

做法：
1.洗净的彩椒切成条，备用。
2.锅中注水烧开，放食用油，倒入洗净的黄豆芽、彩椒，煮半分钟，至其断生。
3.捞出焯煮好的黄豆芽和彩椒，沥干水分，装入盘中待用。
4.用油起锅，倒入马齿苋，放黄豆芽、彩椒，翻炒片刻。
5.加盐，炒匀调味，关火后盛出炒好的食材即可。

营养分析：增强机体免疫力，淡化面部雀斑。

三文鱼蔬菜汤

◆每百毫升热量：50 千卡
◆建议食量：200 毫升

食材：三文鱼70克，番茄80克，口蘑30克，芦笋90克，盐、胡椒粉和食用油各适量。

做法：
1.芦笋切小段，口蘑切薄片；番茄切小瓣，去除表皮；处理好的三文鱼切成条形，改切成丁，备用。
2.锅中注入适量清水烧开，注入油，倒入切好的三文鱼，搅拌均匀。
3.煮至变色，放入切好的芦笋、口蘑、番茄，搅拌均匀。
4.烧开后大火煮约10分钟至熟，加入少许盐、胡椒粉，搅匀调味。
5.关火后盛出煮好的鱼汤，装入碗中即可。

营养分析：抗衰老，增强人体免疫力。

茭白鸡丁

◆每百克热量：75 千卡
◆建议食量：150 克

食材：鸡胸肉200克，茭白100克，黄瓜100克，胡萝卜90克，彩椒50克，蒜末、姜片、葱段各少许，盐和食用油适量。

做法：
1.胡萝卜、黄瓜、茭白、鸡胸肉切丁，彩椒切小块。
2.鸡丁中放盐、食用油，拌匀，腌渍10分钟。
3.开水锅中放盐，将胡萝卜、茭白、鸡丁汆煮至断生。
4.油起锅，放姜片、蒜末、葱段爆香，倒入鸡肉丁，炒匀。倒入黄瓜、胡萝卜、茭白，炒匀；加入适量盐拌匀，装盘。

营养分析：增强机体抵抗力，延缓衰老。

豉油菜心

◆每百克热量：32 千卡
◆建议食量：200 克

食材：菜心120克，蒸鱼豉油少许，蒜末、红椒圈各少许，盐和食用油少许。

做法：
1.菜心用清水洗净，装入碗中，备用。
2.锅中注入适量清水烧开，加入少许食用油，拌匀。
3.放入适量盐，倒入洗净的菜心，用大火煮至变软。捞出菜心，沥干水分，待用。
4.用油起锅，倒入蒜末、红椒圈，爆香。
5.倒入焯过水的菜心，炒匀。放入蒸鱼豉油，炒匀即可。

营养分析：刺激肠胃蠕动，起到润肠、助消化的作用。

玉竹扒豆腐

◆每百克热量：75 千卡
◆建议食量：150 克

食材：豆腐120克，水发玉竹10克，高汤100毫升，姜片、葱段各少许，盐少许。

做法：
1.砂锅中注水烧开，倒入玉竹，小火煮20分钟至其析出有效成分，盛出药汁，待用。
2.锅中注入水烧开，倒入切好的豆腐块，略煮，捞出，待用。
3.用油起锅，放姜片、葱段，倒入药汁、高汤，加盐，拌匀，煮至沸；放入豆腐，中火略煮，至其入味，至汤汁收浓。
4.关火后盛出锅中的菜肴即可。

营养分析：加快新陈代谢，改善人体脂肪结构。

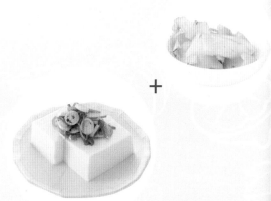

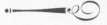

第5天菜谱

绿豆黑豆浆

◆每百毫升热量：**42**千卡
◆建议食量：**200**毫升

食材：水发绿豆50克，水发黑豆45克。

做法：

1.将浸泡好的绿豆、黑豆倒入碗中，注入适量清水，搓洗干净。

2.将洗净的食材倒入滤网，沥干水分，备用。

3.沥干水的绿豆和黑豆倒入豆浆机中，注水至水位线，盖上豆浆机机头，选择"五谷"程序，开始打豆浆。

4.待豆浆机运转约15分钟后，断电，取下机头；豆浆倒入滤网中，过滤豆浆。

5.将过滤好的豆浆倒入碗中，待微凉后即可饮用。

营养分析：清热解毒，增进食欲。

紫甘蓝拌茭白

◆每百克热量：**38**千卡
◆建议食量：**200**克

食材：紫甘蓝150克，茭白200克，彩椒50克，蒜末少许，盐、食用油、芝麻油适量。

做法：

1.洗净去皮的茭白切成丝，洗好的彩椒、紫甘蓝切成丝；锅中注水烧开，加食用油。

2.放入茭白，煮半分钟至五成熟。

3.加紫甘蓝、彩椒，拌匀，再煮半分钟至断生。

4.把焯煮好的食材捞出，装入碗中，放入蒜末。

5.加入适量盐、芝麻油，搅匀；将拌好的食材盛出，装入盘中即可。

营养分析：具有强身健体的作用，能够提高机体免疫力，经常食用能够增强人的活力，使人精力充沛。

粉蒸鱼块

◆每百克热量：**123**千卡
◆建议食量：**150**克

食材：青鱼300克，蒸肉粉25克，姜末、葱花各少许，盐和食用油适量。

做法：

1.把处理干净的青鱼切小块，装入碗中，加姜末、盐，倒入蒸肉粉，加食用油拌匀，腌渍一会儿。

2.取一个干净的蒸盘，摆上腌渍好的鱼块，待用。

3.蒸锅上火烧开，放入蒸盘。

4.大火蒸约10分钟至食材熟透。

5.关火后取出蒸好的鱼块，趁热撒上备好的葱花，最后浇上少许热油即成。

营养分析：青鱼是一种富含蛋白质、脂肪很低的食物，可以瘦身、延缓衰老。

菌菇鸽子汤

◆每百克热量：**67**千卡
◆建议食量：**200**毫升

食材：鸽子肉200克，蟹味菇50克，香菇30克，姜片、葱段各少许，盐适量。

做法：

1.将处理好的鸽子肉洗净，再斩成小块。

2.开水锅中放入鸽肉块，煮约半分钟，捞出。

3.砂锅中注水烧开，倒入鸽肉，撒上姜片；烧开后炖约20分钟，至肉质变软；放入蟹味菇、香菇，拌匀。

4.用小火续煮约15分钟，至食材熟透；加少许盐，拌匀；续煮一会儿，至汤汁入味。

5.盛出鸽子汤，装入备好的碗中，撒上葱段即可。

营养分析：美容美颜，强身健体，常葆青春活力。

凉拌芹菜叶

◆每百克热量：**35**千卡
◆建议食量：**200**克

食材：芹菜叶100克，彩椒15克，白芝麻5克，盐、陈醋、食用油少许。

做法：

1.洗净的彩椒切成粗丝，待用。

2.炒锅置于火上，倒入白芝麻，用小火翻炒片刻，盛出，待用。

3.另起锅，注水烧开，加食用油、盐，放芹菜叶，煮约半分钟，至食材断生后捞出。

4.倒彩椒丝，拌匀，煮半分钟，至食材熟软后捞出，待用。

5.将芹菜叶装入碗中，倒入彩椒丝，加调料，搅拌至食材入味；盛出拌好的食材，撒上白芝麻即成。

营养分析：促进胃液分泌，增加食欲。

南瓜清炖牛肉

◆每百克热量：**115**千卡
◆建议食量：**250**克

食材：牛肉块200克，南瓜块200克，葱段、姜片、盐各少许。

做法：

1.砂锅中注入适量清水烧开，倒入洗净切好的南瓜。

2.倒入牛肉块、葱段、姜片，搅拌均匀。

3.盖上盖，用大火烧开后转小火炖煮约2小时至食材熟透。

4.揭开盖，加入盐，拌匀调味。

5.搅拌均匀，用汤勺掠去浮沫；盛出煮好的汤料，装碗即可。

营养分析：牛肉富含蛋白质、氨基酸，能提高机体抗病能力。

运动要跟上：选择最适合自己的运动

运动虽然有助于瘦身，对身体有许多好处，但在开始运动之前，最好先了解自己的身体状况，确定自己是否适合运动，适合哪种运动方式，以安全地通过运动减掉脂肪。现在，就让我们先来花几分钟做个健康小测试吧！

健康小测试

☆ 你的心脏曾被诊断出有健康问题。（2分）
☆ 当你的身体稍微动一下或在休息时，经常会感到胸闷、胸痛。（1分）
☆ 进行日常活动时，常感到呼吸急促或疲惫。（1分）
☆ 你曾因晕眩而失去平衡感，或是曾经失去意识。（2分）
☆ 你的骨头或关节方面的疾病，曾因为运动而变得更糟。（2分）
☆ 你正在吃血压或心脏病方面的药物。（1分）
☆ 你还有其他原因导致你无法进行运动，如经期、感冒、发烧。（1分）

测试结果分析

10分	1~4分	0分
说明你身体状况不太好，可能稍微活动一下便不舒服，建议不要轻易进行运动；如果要运动，最好还是先咨询一下医生，避免出现不良后果。	说明你还比较健康，可以缓慢渐进地展开你的运动计划。	说明你处于健康的状态，平常运动不会出现不良症状，恭喜你，你可以从容地投入到运动中去了。

轻断食不拒绝运动

　　很多轻断食者因为不知道如何选择适合自己的运动项目而经常苦恼，有时候选了又觉得不适合自己，而不选又不知道哪种运动最适合自己。其实，运动方式的选择因人而异，应根据自身体质和健康状况来选择。

　　轻断食那两天应避免剧烈运动，因为那两天摄取的热量较少，剧烈运动容易造成头晕，甚至晕厥。最好选择比较和缓的运动方式，比如散步、慢跑、拉伸肌肉、爬楼梯等。

　　无须轻断食的那五天可以根据自身条件选择自己喜欢的运动。如果你的关节或呼吸道有问题，游泳是很好的全身性运动；如果你经常腰酸背痛，骑车比较适合你；如果你的目标是增加肌肉量，可以尝试举哑铃、拉抗力绳等。

　　记住，只有将运动与轻断食完美结合起来，才能更快地减掉身上的脂肪，成为真正的瘦身赢家。

注意事项

①运动前请热身，活动一下关节，伸展一下肌肉。
②最好在饭后半个小时运动，运动后应及时喝水。
③运动后应放松身体，消除运动带来的疲劳；建议运动1小时后，洗个温水浴。

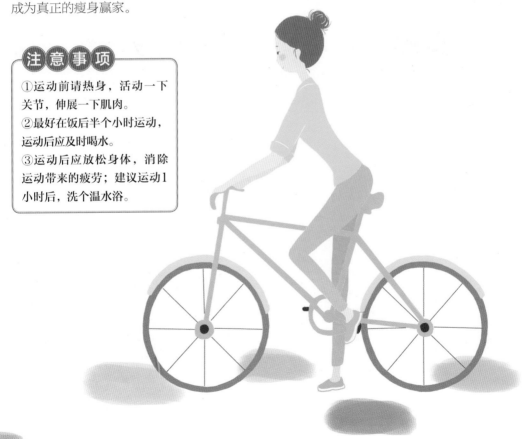

1.可以越过准备期直接轻断食吗？

进行轻断食一定要循序渐进，不可跳过某个阶段而直接轻断食，要充分利用准备期，在这期间可以适当减少高能量食物的摄入，让身体提前适应轻断食的状态，然后再慢慢过渡到轻断食时期的饮食。

2.我每个月的聚会次数比较多，轻断食会影响我参加这些活动吗？

轻断食只要求你在一个星期中的两天仅摄取500~600千卡的热量，其余五天可以正常适量地进食，保证热量不超过1500千卡。你不用担心自己无法参加聚会，你完全可以根据社交活动来自主调整轻断食的时间，餐桌上美味的食物你也可以适当享用。不过，千万不要因此松懈，甚至放弃轻断食噢！

3.轻断食真的能减肥吗？会不会造成营养不良？

轻断食通过每周两天的节制饮食，选取低脂、低糖、低盐的食物，严格控制热量的摄取量，从而促进体内脂肪的燃烧，达到减肥瘦身的目的。此外，轻断食主张营养均衡，各种营养物质合理搭配，肉类、蛋类、蔬果、谷类等都可以适量进食，满足人体需求，因而不会造成营养不良。

有问题，怎么办

4.我在家轻断食，家里人都反对怎么办？

直面这个问题很重要。最好的办法就是说服家人，让家人支持你的轻断食。你可以将你想进行轻断食的想法告诉家人，讲明轻断食的意义、必要性及饮食方法。比如说轻断食可以让你远离糖尿病、癌症等疾病的威胁，你也可以和家人分享轻断食的好处，让家人和你一起轻断食。

5.我平时上晚班，白天一般都在睡觉，这种情况如何轻断食？

如果你是上晚班，完全可以在晚上进行轻断食，下班时吃一点早餐，你可以带点蔬菜水果，在上晚班时当作零食吃，还要多喝点水。你还可以充分利用休息的时间，做一些简单的运动，如散步、拉伸肌肉等。如果能找到几个志同道合的轮班工作者，一同分享如何维持健康的秘诀，那就更不错了，这可以极大地鼓舞你轻断食的斗志。

轻断食经验分享会

- 年龄：
33岁
- 职业：
销售
- 轻断食多长时间：
2个月
- 轻断食结果：
2.5千克

田蔓蔓

轻断食前两天，我便开始有计划地减少食量，以尽快让自己的身体适应轻断食的饮食规律。后来我发现，当真正开始轻断食后，我没有想象中那么难受，也更坚定了我坚持下来的决心。

- 年龄：
42岁
- 职业：
公交车司机
- 轻断食多长时间：
3个月
- 轻断食结果：
4千克

王凯

轻断食前，我的体重有点超标，腰部的赘肉也特别厚。自从进行轻断食后，我发现我的腰围明显小了，体重也下降了很多，每天工作起来也特别精神。我要继续坚持这种减肥方式，让自己的身体越来越健康，工作状态越来越好。

- 年龄：
35岁
- 职业：
编辑
- 轻断食多长时间：
5个月
- 轻断食结果：
5千克

潘萱

以前试过很多种减肥的方法，如节食减肥、运动减肥、吃减肥药等，体重虽有下降，但总是反弹。后来，尝试了轻断食之后，我在短短的5个月之内便成功减掉了5千克的赘肉，而且到现在为止一直没有出现复重的情况。

我的轻断食记录

<table>
<tr><td colspan="2">轻断食前2天</td><td colspan="2">轻断食前1天</td></tr>
<tr><td>早餐</td><td></td><td>早餐</td><td></td></tr>
<tr><td>午餐</td><td></td><td>午餐</td><td></td></tr>
<tr><td>加餐</td><td></td><td>加餐</td><td></td></tr>
<tr><td>晚餐</td><td></td><td>晚餐</td><td></td></tr>
</table>

正常饮食餐单

第1天

第2天

第3天

第4天

第5天

轻断食成果　　减重：　　　胸围：　　　腰围：　　　臀围：

感受：

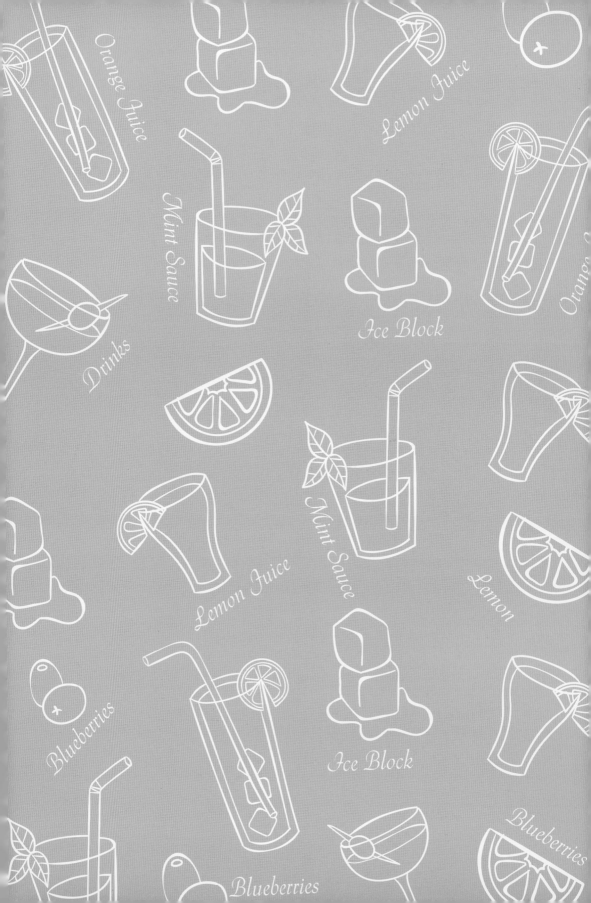

PART 03

第2周：尝试期

　　经过充分的身心准备，你终于迎来了轻断食的尝试期，刚开始也许你会担心自己无法做到，有些人也会有点轻度头晕或者身体不适。不用担心，这是尝试期的正常反应，比起其他节食法，轻断食产生的身体不适非常轻微。只要你控制好自己的食量，将热量限制在500~600 千卡，慢慢地你会逐渐适应这种饮食方式，也会越来越轻松、愉快。在轻断食的同时，不要忘记抽空去户外慢跑，让身体动起来。

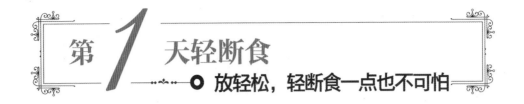

第1天轻断食
○ 放轻松，轻断食一点也不可怕

今天是轻断食的第 1 天，千万别紧张，心情放轻松。你的身体和心理已经有了一个星期的充足准备，你的身体已经适应了低油脂饮食的考验，好的开始是成功的一半，你现在要做的就是放松心情，迎接崭新的生活方式！所以就像往常一样工作、学习、生活吧。你唯一改变的就是今天的餐单！

这两天摄入的热量控制在每天 500~600 千卡，相比前两天，你的身体会对低热量饮食的生活进行更深层次的体验。我们的瘦身食谱既符合低热量原则，又兼顾了营养均衡，让你可以轻松减肥而不损害身体健康。既然开始了就不要轻易放弃，健康的身体，是人生最宝贵的财富！

◉◉ 专业营养师推荐餐单 （第1天：500~600千卡）

进餐	餐单
早餐	黑米绿豆粥200毫升（88千卡）
午餐	三丝银耳200克（52千卡）、水煮蛋1个（70千卡）
加餐	梨子150克（66千卡）、柠檬红茶200毫升（54千卡）
晚餐	紫叶生菜沙拉150克（57千卡）、圣女果芒果汁150毫升（31千卡）

黑米绿豆粥

食材：薏米80克，水发大米150克，糯米、黑米各50克，绿豆70克。

做法：

1.砂锅中注入适量清水烧热。

2.倒入薏米、绿豆、大米、黑米、糯米，拌匀。

3.加盖，大火煮开转小火煮30分钟至食材熟软。

4.揭盖，稍微搅拌片刻使其入味。

5.关火，将煮好的粥盛出，装入碗中即可。

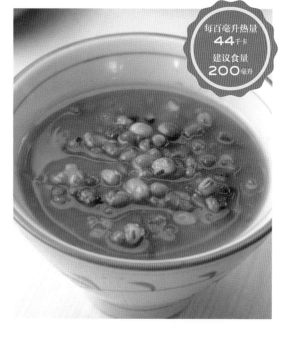

每百毫升热量
44千卡
建议食量
200毫升

营养分析：

黑米具有清除自由基、改善免疫功能的功效。

 # 三丝银耳

食材：绿豆芽150克，银耳25克，青椒50克，熟火腿15克，盐少许。

做法：

1.将绿豆芽洗净；青椒洗净，切丝；熟火腿切丝。

2.将锅置火上，放入绿豆芽和青椒丝烫熟，捞出放凉；再将银耳放入沸水锅内烫熟，捞出。用凉水过凉，沥干水分。

3.将银耳、绿豆芽、青椒丝放盘内，放入盐拌匀装盘，再撒上火腿丝即成。

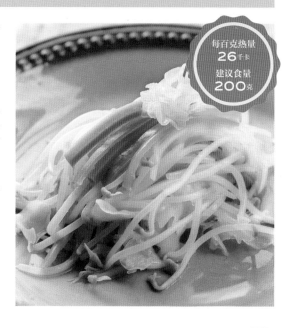

每百克热量
26千卡
建议食量
200克

营养分析：

银耳富含胶原蛋白，可以美容养颜。

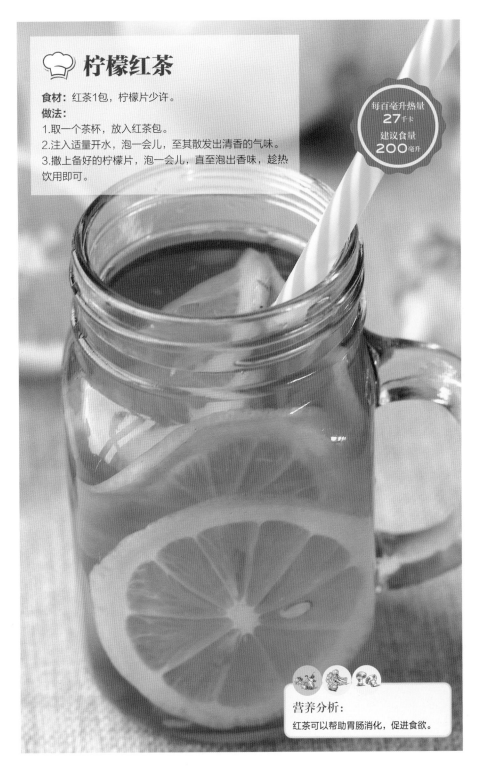

柠檬红茶

食材: 红茶1包,柠檬片少许。

做法:

1.取一个茶杯,放入红茶包。

2.注入适量开水,泡一会儿,至其散发出清香的气味。

3.撒上备好的柠檬片,泡一会儿,直至泡出香味,趁热饮用即可。

每百毫升热量
27 千卡
建议食量
200 毫升

营养分析:

红茶可以帮助胃肠消化,促进食欲。

紫叶生菜沙拉

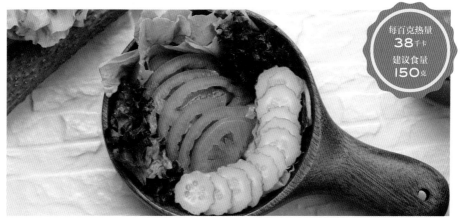

每百克热量
38千卡
建议食量
150克

食材：紫叶生菜50克，生菜50克，黄瓜50克，番茄1个，白醋、橄榄油和盐少许。

做法：

1.紫叶生菜和生菜择洗干净，沥干水分。

2.黄瓜洗净，切片；番茄洗净，切片；取一盘，放入以上所有食材。

3.加入橄榄油和盐，淋上少许白醋拌匀即可。

营养分析：

有助消化、刺激血液循环、抗衰老和抗癌的功效。

 # 圣女果芒果汁

食材：芒果135克，圣女果90克。

做法：

1.将圣女果洗干净后，对半切开。

2.洗好的芒果去皮取果肉，并切成均匀小块。

3.在榨汁机中倒入切好的圣女果和芒果肉，注入适量纯净水后盖上盖子，启动榨汁机，搅打均匀成汁。

4.倒出果汁，装入杯中，即可享用新鲜美味的果汁。

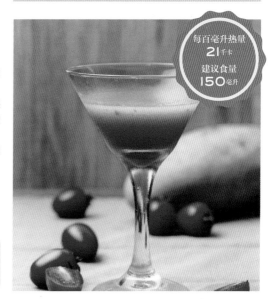

每百毫升热量
21千卡
建议食量
150毫升

营养分析：

具有润肠通便、美肤养颜的功效。

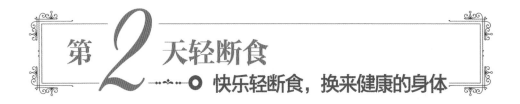

第2天轻断食
快乐轻断食，换来健康的身体

只能吃 500 千卡的食物，却要维持一整天的活动，关键在于食物的选择。低热量而不失营养的食物就成了我们的首选。这类食物能减少你的饥饿感，让你活力四射一整天。当你感到肚子饿时，可以先喝杯温开水，你会发现饥饿感消失了。如果饥饿感持续，可以去听听音乐，通过分散注意力的方法让自己忘记饥饿。

在轻断食的过程中，不断减轻的体重会让你感到无比轻松，心情也会变得愉悦万分。这是因为短期的进食限制，让你的内脏得到充分的修复，大脑耗费的能量大大减少，产生一种奇妙的"快乐素"。这种神奇的元素能防止疾病的产生，让你的身体更加健康，继续坚持吧！你正在变得越来越好！

专业营养师推荐餐单（第2天：500~600千卡）

进餐	餐单
早餐	绿豆浆200毫升（78千卡）
午餐	干贝鱼汤150毫升（181千卡）、双色花菜150克（67千卡）
加餐	芒果150克（48千卡）、草莓排毒水200毫升（20千卡）
晚餐	木瓜牛奶200毫升（126千卡）

绿豆浆

食材： 水发绿豆100克。

做法：

1.将已浸泡3小时的绿豆倒入大碗中，加水搓洗干净，沥干水分，再倒入豆浆机中。

2.加入清水至水位线，盖上豆浆机机头，选择"五谷"程序，再选择"开始"键，启动豆浆机。

3.待豆浆机运转约15分钟（"嘀嘀"声响起）后，断电，滤去豆渣。

4.将豆浆倒入碗中，搅拌均匀至其溶化即可饮用。

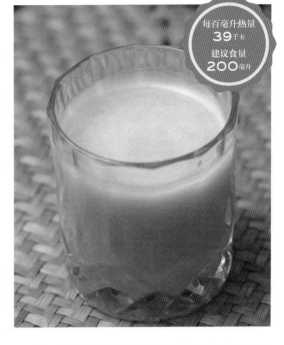

每百毫升热量
39千卡
建议食量
200毫升

营养分析：

为皮肤供给充足水分，有效强化皮肤的水分保湿能力。

 干贝鱼汤

食材： 干贝30克，生鱼150克，姜、麻油、盐适量。

做法：

1.将材料洗净，另将干贝用稍温的水泡发10分钟。

2.麻油倒入锅内以大火烧热，放入姜片后转小火爆至褐色，但不能焦黑。

3.加水，放入鱼肉、干贝用大火煮开，转小火，加盖煮5分钟后熄火，加盐调味即可享用。

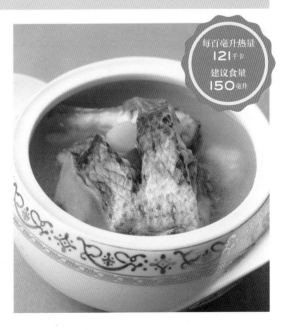

每百毫升热量
121千卡
建议食量
150毫升

营养分析：

干贝含有蛋白质、糖类、维生素A等多种营养元素。

双色花菜

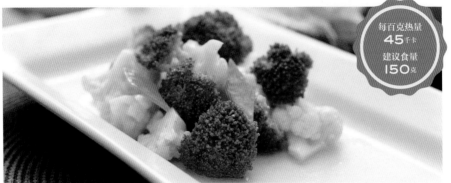

每百克热量
45千卡
建议食量
150克

食材：花菜80克，西蓝花80克，盐、素香菇卤汁少许。
做法：
1.在滚水中加盐混匀成盐水备用。
2.花菜、西蓝花分别洗净，切小朵，放入步骤1的盐水中氽烫后捞起，放凉备用。
3.砂锅中倒入素香菇卤汁以大火煮开后，加入步骤2的双色花菜，转中火焖煮8分钟即可。

营养分析：
花菜的叶酸含量尤高，具有很高的营养价值和食疗保健作用。

 草莓排毒水

食材：纯净水1000毫升，冰块1杯，草莓12个。
做法：
1.将所有食材洗净。
2.将备好的食材放入纯净水中，加入冰块，密封好后放入冰箱中，放置一晚后第2天即可食用。

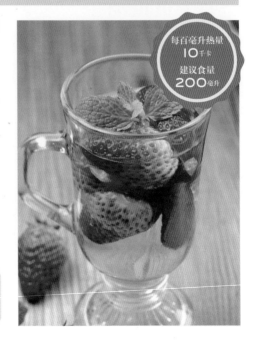

每百毫升热量
10千卡
建议食量
200毫升

营养分析：
促进肠道蠕动，帮助毒素排出。

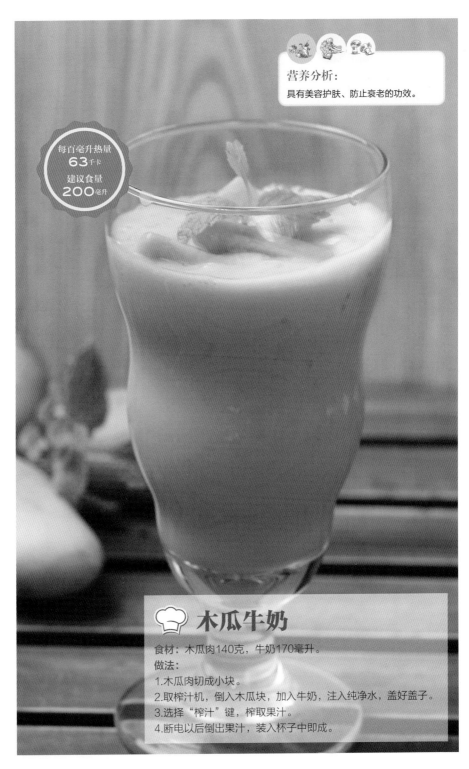

营养分析：
具有美容护肤、防止衰老的功效。

每百毫升热量
63千卡
建议食量
200毫升

木瓜牛奶

食材：木瓜肉140克，牛奶170毫升。

做法：

1.木瓜肉切成小块。

2.取榨汁机，倒入木瓜块，加入牛奶，注入纯净水，盖好盖子。

3.选择"榨汁"键，榨取果汁。

4.断电以后倒出果汁，装入杯子中即成。

更多轻断食食谱

糯米稀粥

食材： 水发糯米110克。

做法：

1.砂锅中注入适量清水，用大火烧开。

2.倒入洗净的糯米，搅拌均匀。

3.盖上盖，烧开后用小火煮约40分钟至糯米熟透。

4.揭盖，搅拌几下，至米粥浓稠。

5.关火后盛出煮好的稀粥，待稍稍放凉后即可食用。

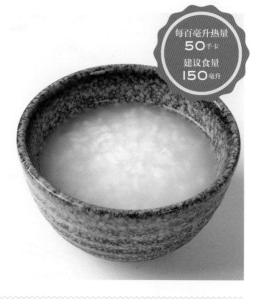

每百毫升热量
50千卡
建议食量
150毫升

营养分析：

促进胃部消化，增强胃肠蠕动。

红豆牛奶西米露

食材： 西米35克，红豆60克，牛奶90毫升，炼奶少许。

做法：

1.西米加入清水中，大火煮开，然后转小火煮约30分钟，至西米色泽通透，关火揭盖，冷却备用。

2.将牛奶装入碗中，再盛入煮好的西米，冷藏待用。

3.另起锅，倒入红豆煮熟后捞出，与炼奶搅拌均匀，制成红豆羹。

4.将适量的红豆羹加入到牛奶西米中即可。

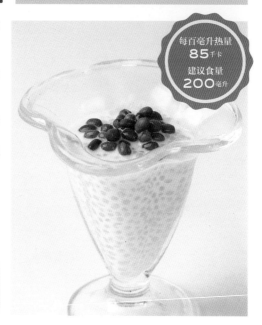

每百毫升热量
85千卡
建议食量
200毫升

营养分析：

具有美容养颜、润肠通便的功效。

肉末鸡蛋羹

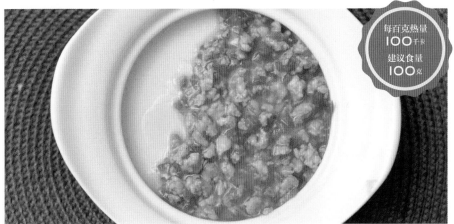

每百克热量
100千卡
建议食量
100克

食材： 肉末50克，鸡蛋2个，姜末、葱花、盐少许。

做法：

1.肉末中放入一点姜末、葱花、盐调味。

2.将鸡蛋打碎搅匀，倒入适量水至鸡蛋不黏稠。

3.将肉末倒入搅拌好的鸡蛋中，上蒸锅蒸15分钟左右即可。

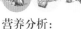

营养分析：

可以补充人体所需的蛋白质，增强免疫力。

 # 黄豆浆

食材： 水发黄豆80克。

做法：

1.把洗净的黄豆倒入豆浆机中，注入适量清水，至水位线即可。

2.盖上豆浆机机头，选择"五谷"程序，再选择"开始"键，开始打豆浆。

3.待豆浆机运转约15分钟（"嘀嘀"声响起）后，即成豆浆，将豆浆机断电，取下机头。

4.将豆浆滤渣后装碗即可。

每百毫升热量
35千卡
建议食量
250毫升

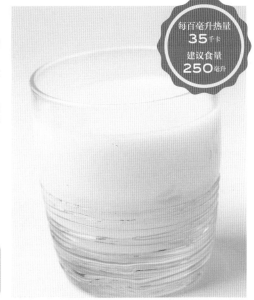

营养分析：

美容养颜，增强机体活力。

肉末炒青菜

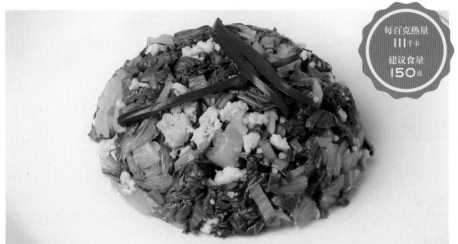

每百克热量 111千卡 建议食量 150克

食材： 上海青100克，肉末80克，盐和食用油各适量。
做法：
1.将洗净的上海青切成细条，再切成碎末，备用。
2.炒锅中倒入适量食用油烧热，放入肉末，炒散。
3.倒入切好的上海青，翻炒均匀；加入盐，炒匀调味。
4.关火后盛出炒好的菜肴即可。

营养分析：
富含纤维，可以有效改善便秘。

香菇酿肉

食材： 肉末100克，香菇75克，枸杞、姜末、食用油少许，盐、生粉适量。
做法：
1.将肉末、姜末、盐、生粉倒入碗中调味拌匀，制成肉馅。
2.锅中注水烧开，放入少许盐，倒入洗净的香菇焯水，捞出装碗备用。
3.取香菇，在菌盖的褶皱处抹上生粉。放上肉馅捏紧，摆在蒸盘中，撒上洗净的枸杞，酿制好。
4.蒸锅上火烧开，放入蒸盘，蒸约8分钟，出锅即可。

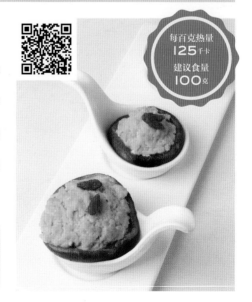

每百克热量 125千卡 建议食量 100克

营养分析：
香菇还含有多种维生素、矿物质，对促进人体新陈代谢、提高机体免疫力有很大作用。

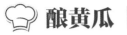 **酿黄瓜**

食材：肉末150克，黄瓜200克，盐、生粉适量，食用油、胡椒粉少许。

做法：

1.洗净的黄瓜去皮切段，做成黄瓜盅。

2.肉末加盐、生粉、油、胡椒粉拌匀，腌渍。

3.锅中注水烧开，加入食用油，放入黄瓜段煮至断生，捞出备用。

4.在黄瓜盅内抹上少许生粉后，再放入肉末，备用。

5.蒸锅注水烧开，放入备好的食材，蒸5分钟，取出即可。

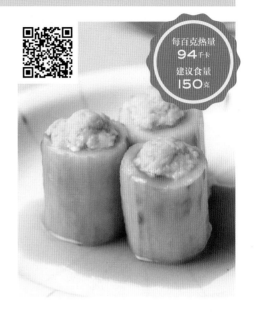

每百克热量 **94**千卡　建议食量 **150**克

 营养分析：

黄瓜含有丰富的维生素E，可起到延年益寿、抗衰老的作用。

 白萝卜豆浆

食材：水发黄豆60克，白萝卜50克。

做法：

1.将洗净去皮的白萝卜切条，改切成小块。

2.将已浸泡8小时的黄豆倒入碗中，加水搓洗干净，沥干水分。

3.将黄豆、白萝卜倒入豆浆机中，注水，待豆浆机运转约15分钟（"嘀嘀"声响起）后，即成豆浆。

4.把豆浆滤渣后倒入碗中即可。

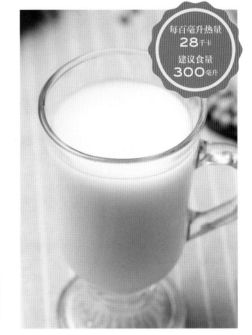

每百毫升热量 **28**千卡　建议食量 **300**毫升

 营养分析：

帮助消化，促进新陈代谢。

醋拌莴笋萝卜丝

食材： 莴笋140克，白萝卜200克，蒜末、葱花各少许，盐和食用油少许。

做法：

1.洗净去皮的白萝卜和莴笋，切片，再切成细丝。

2.锅中注水烧开，放入盐、食用油，倒入白萝卜丝、莴笋丝，续煮约1分钟，至食材熟软后捞出，沥干待用。

3.将焯煮好的食材放在碗中，撒上蒜末、葱花，加入盐，搅拌一会儿，至食材入味。

4.取一个干净的盘子，放入拌好的食材，摆好盘即成。

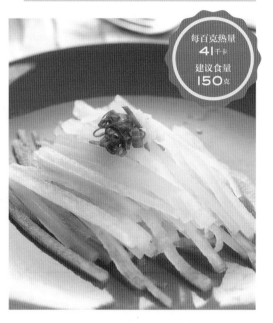

每百克热量
41千卡
建议食量
150克

营养分析：
富含植物纤维素，帮助消化。

醋拌芹菜

食材： 芹菜梗200克，彩椒10克，盐少许。

做法：

1.洗净的彩椒切成丝，芹菜梗切成段。

2.锅中注水烧开，倒入芹菜梗，拌匀，略煮，放入彩椒，煮至食材断生，捞出锅中食材，沥干水待用。

3.将焯过水的食材倒入碗中，加入盐，搅拌均匀至食材入味。

4.取一个盘子，盛入拌好的菜肴，摆好盘即可。

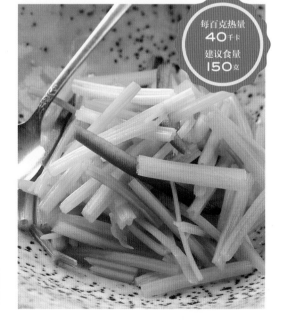

每百克热量
40千卡
建议食量
150克

营养分析：
促进肠胃蠕动，帮助消化。

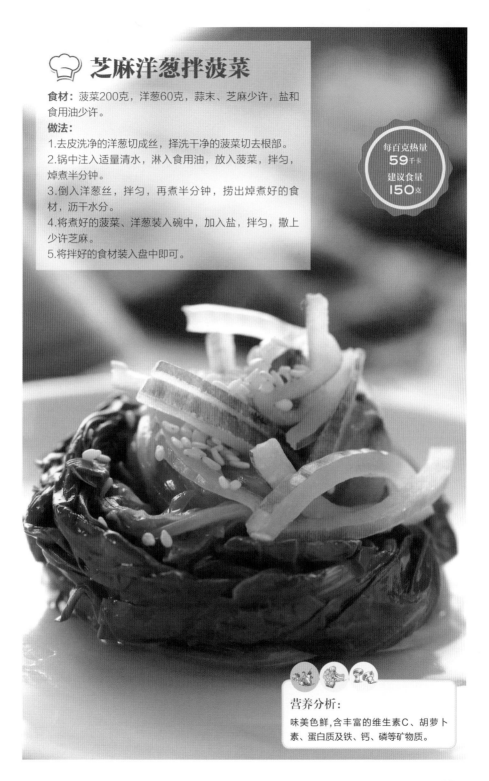

芝麻洋葱拌菠菜

食材： 菠菜200克，洋葱60克，蒜末、芝麻少许，盐和食用油少许。

做法：

1.去皮洗净的洋葱切成丝，择洗干净的菠菜切去根部。

2.锅中注入适量清水，淋入食用油，放入菠菜，拌匀，焯煮半分钟。

3.倒入洋葱丝，拌匀，再煮半分钟，捞出焯煮好的食材，沥干水分。

4.将煮好的菠菜、洋葱装入碗中，加入盐，拌匀，撒上少许芝麻。

5.将拌好的食材装入盘中即可。

每百克热量
59千卡
建议食量
150克

营养分析：

味美色鲜，含丰富的维生素C、胡萝卜素、蛋白质及铁、钙、磷等矿物质。

🍳 炝拌包菜

食材： 包菜200克，蒜末、枸杞各少许，盐和食用油适量。

做法：

1. 洗净的包菜切去根部，再切成小块，撕成片，备用。
2. 锅中注入适量清水，用大火烧开，加少许油，倒入备好的包菜、枸杞，拌匀。
3. 关火后捞出焯煮好的食材，沥干水分，待用。
4. 取一个大碗，放入焯好的食材，放入蒜末，加入适量盐，至食材入味。
5. 取一个盘，将拌好的菜肴放入盘中即可。

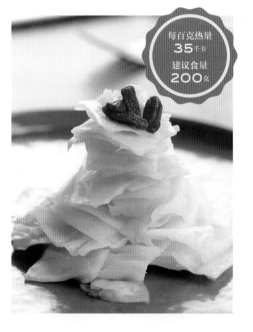

每百克热量
35千卡
建议食量
200克

营养分析：

补充身体所需的维生素，促进消化。

🍳 冬瓜菠萝汁

食材： 冬瓜100克，菠萝90克。

做法：

1. 将冬瓜以及菠萝去皮取肉，洗净，切小块。
2. 将切好的冬瓜、菠萝倒入备好的榨汁机中，注入适量纯净水。
3. 盖好盖子，启动榨汁机，榨出蔬果汁。
4. 将蔬果汁倒入干净的杯子中即可享用。

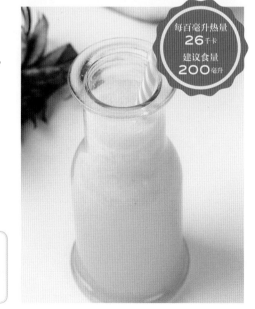

每百毫升热量
26千卡
建议食量
200毫升

营养分析：

冬瓜中的丙醇二酸，可控制体内糖类转化为脂肪，防止脂肪堆积。

芹菜苹果汁

食材： 苹果125克，芹菜45克。

做法：

1.芹菜洗净后切小段，苹果洗净后切小块。

2.取出备好的榨汁机，倒入切好的芹菜和苹果。

3.在榨汁机中注入适量纯净水，盖好盖子，启动按钮，将蔬果搅打成汁。

4.将汁液过滤后，再倒入干净的杯子即可。

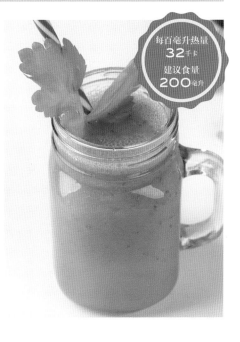

每百毫升热量
32千卡
建议食量
200毫升

营养分析：

具有补充维生素、增强活力的功效。

 # 蜂蜜苦瓜汁

食材： 苦瓜140克，黄瓜60克，蜂蜜少许。

做法：

1.洗净的黄瓜切薄片。

2.洗好的苦瓜去瓤，切片。

3.取榨汁机，倒入切好的黄瓜和苦瓜，加入少许蜂蜜，注入适量纯净水榨汁。

4.最后倒出榨好的蔬菜汁，装入杯中即成。

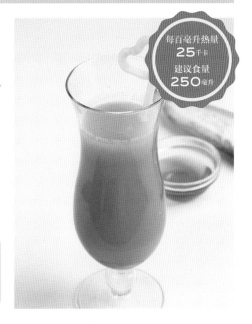

每百毫升热量
25千卡
建议食量
250毫升

营养分析：

具有补充肌肤水分、细腻皮肤、促进消化等功效。

山药芹菜沙拉

食材： 山药50克，芹菜、黑木耳各100克，彩椒20克，白醋、橄榄油和盐少许。

做法：

1. 山药洗净，削皮，切菱形片，焯水至断生。
2. 黑木耳洗净，焯水至熟；彩椒洗净切成菱形片。
3. 芹菜洗净切段，焯熟备用。
4. 将上述食材均装盘，放入橄榄油、白醋和盐，拌匀即可。

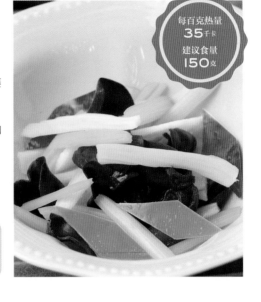

每百克热量
35千卡
建议食量
150克

营养分析：

具有降低血糖、美容养颜的功效。

田园沙拉

食材： 黄瓜200克，番茄100克，洋葱60克，盐、橄榄油和白醋、黑橄榄少许。

做法：

1. 黄瓜对半切开后切成0.7厘米厚的片，番茄切成6~8块，洋葱切成片，黑橄榄切成圈。
2. 将黄瓜、番茄、洋葱、黑橄榄放入碗中，淋上橄榄油和白醋，加盐拌匀，盛入盘中。

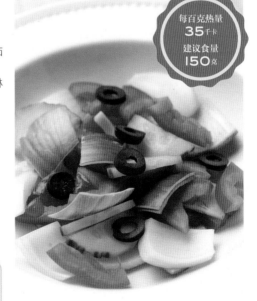

每百克热量
35千卡
建议食量
150克

营养分析：

清理肠胃，促进消化。

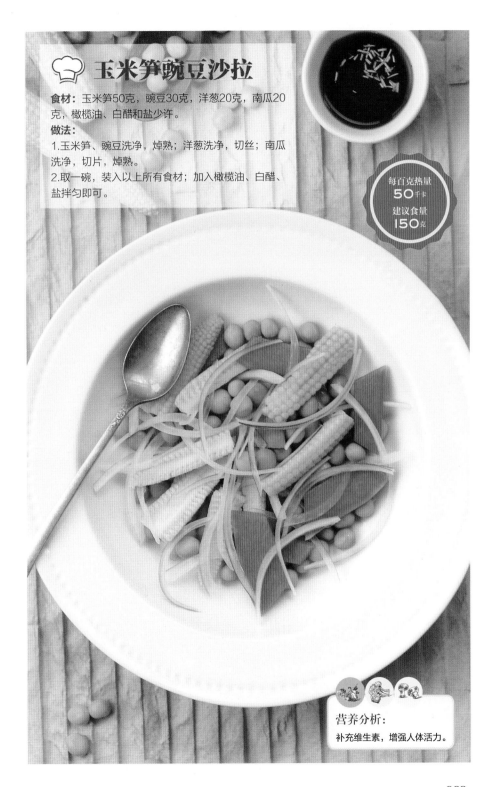

玉米笋豌豆沙拉

食材： 玉米笋50克，豌豆30克，洋葱20克，南瓜20克，橄榄油、白醋和盐少许。

做法：

1. 玉米笋、豌豆洗净，焯熟；洋葱洗净，切丝；南瓜洗净，切片，焯熟。
2. 取一碗，装入以上所有食材；加入橄榄油、白醋、盐拌匀即可。

每百克热量
50千卡
建议食量
150克

营养分析：

补充维生素，增强人体活力。

红豆马蹄汤

食材： 马蹄肉、水发红豆各150克，姜片、盐少许。

做法：

1.砂锅置火上，注入适量清水，用大火烧开，倒入洗好泡发的红豆。

2.盖上盖，大火煮开后转小火煮30分钟。揭盖，放入备好的姜片、马蹄肉，拌匀。再盖上盖，续煮30分钟至食材熟透。

3.揭盖，加入盐，拌匀调味。关火后盛出煮好的汤料，装入碗中即可。

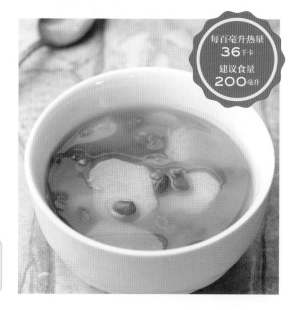

每百毫升热量
36千卡
建议食量
200毫升

营养分析：

具有利尿排毒、美容养颜的功效。

 黄豆香菜汤

食材： 水发黄豆220克，香菜30克，盐少许。

做法：

1.将洗净的香菜切长段；砂锅中注入适量清水烧热，倒入洗净的黄豆。

2.盖上盖，大火烧开后转小火煮约30分钟，至食材熟软；揭盖，按压几下，再撒上切好的香菜，搅散。

3.盖上盖，用小火续煮约10分钟，至食材熟透。

4.揭盖，搅拌几下，关火后盛出煮好的黄豆香菜汤。

5.将汤汁滤在碗中，饮用时加入少许盐，拌匀即可。

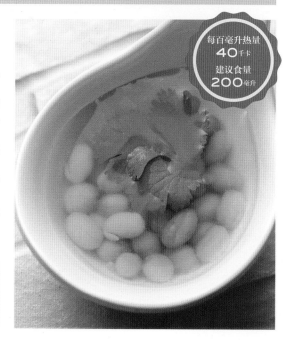

每百毫升热量
40千卡
建议食量
200毫升

营养分析：

能促进肠道蠕动，加快排便速度，防止便秘和降低肠癌的风险。

芦荟红茶

食材：芦荟80克，菊花10克，红茶1包，蜂蜜少许。

做法：

1.洗净的芦荟取肉，切小块。

2.锅置火上，放入芦荟肉和菊花，注入适量清水，大火煮约3分钟，至散发出菊花香。

3.关火后盛出煮好的芦荟菊花茶，装入杯子中。

4.再放入红茶包，浸泡一会儿，加入少许蜂蜜，拌匀即可。

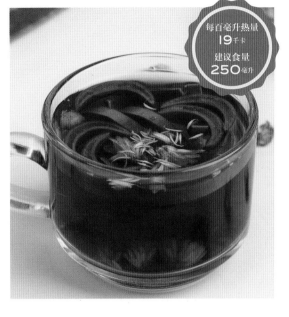

每百毫升热量
19千卡
建议食量
250毫升

营养分析：

促进消化，美白肌肤。

 蜂蜜姜汁

食材：姜汁30毫升，蜂蜜少许。

做法：

1.取一个瓷杯，用清水清洗干净，稍稍晾干。

2.将准备好的姜汁倒入干净的瓷杯中。

3.倒入适量的温开水，静置一会儿。

4.加入少许蜂蜜，搅拌均匀，即可饮用。

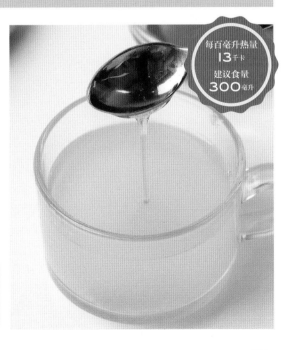

每百毫升热量
13千卡
建议食量
300毫升

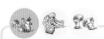

营养分析：

帮助调理肠胃，还能预防疾病、提高食欲、美白肌肤。

蓝莓橙椰子水

食材： 椰子水750毫升，橙子1个，蓝莓15个。
做法：
1.将所有食材洗净，橙子切片。
2.将切好的食材放入纯净水中，加入冰块，密封好后放入冰箱中，放置一晚后第2天即可食用。

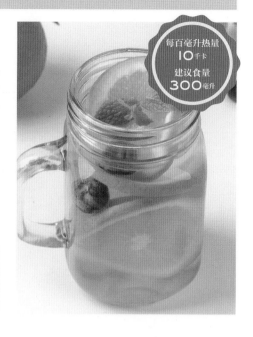

每百毫升热量
10千卡
建议食量
300毫升

营养分析：
蓝莓中富含的多酚类物质可分解腹部脂肪，有助于控制体重。

 # 芒果姜排毒水

食材： 纯净水1000毫升，芒果1个，姜1块。
做法：
1.将所有食材洗净，姜切片，芒果去皮、去核，切小块。
2.将切好的食材放入纯净水中，加入冰块，密封好后放入冰箱中，放置一晚后第2天即可食用。

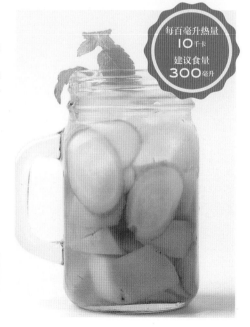

每百毫升热量
10千卡
建议食量
300毫升

营养分析：
芒果中含有大量纤维，可以促进排便，对于防治便秘具有一定的好处。

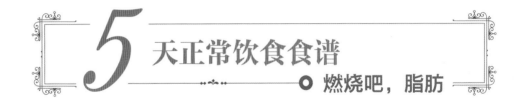

5天正常饮食食谱
◎ 燃烧吧，脂肪

　　轻断食2天结束了，接下来是5天正常饮食。这5天，我们选用的食材均是低热量、低糖为主，避免热量大起大落造成体重反弹。现代人不健康的生活习惯，如熬夜、过饥过饱、抽烟喝酒等，都会让毒素在我们身体里不断堆积。而在轻断食期间，体内堆积的脂肪会不断燃烧，存于脂肪组织里的毒素也可以随之代谢出来，使得身体变得更加健康。

　　在日常的饮食中，尽量不要去想要吃什么或是在脑海里思念美食，因为那样会让你吃得更多。按照食谱来吃，则可以避免这种情况。另外，适度的运动可以让轻断食减肥如虎添翼哦！坚持住，胜利的曙光就在眼前！

专业营养师推荐餐单（每天：1400~1700千卡）

时间	进餐	餐单
第1天	早餐	苦瓜牛奶汁200毫升（130千卡）、全麦方包2片（89千卡）
	午餐	黄瓜拌豆皮200克（200千卡）、木耳炒鸡片200克（220千卡）、金针菇冬瓜汤200毫升（70千卡）、米饭1碗（100千卡）
	加餐	樱桃150克（69千卡）
	晚餐	炝拌生菜150克（48千卡）、豆腐蒸鹌鹑蛋200克（196千卡）、馒头1个（113千卡）
第2天	早餐	紫菜鱼片粥200毫升（132千卡）、菜包150克（75千卡）
	午餐	冬菇拌扁豆200克（70千卡）、菜心炒鱼片200克（160千卡）、薏米白菜汤200毫升（60千卡）、绿豆饭1碗（80千卡）
	加餐	苹果1个（52千卡）
	晚餐	菠菜拌金针菇200克（98千卡）、茼蒿炒豆干150克（97千卡）、馒头1个（113千卡）

续表

时间	进餐	餐单
第3天	早餐	低脂酸奶150克（65千卡）、提子面包100克（250千卡）
	午餐	玉竹烧萝卜200克（80千卡）、魔芋烧肉片150克（120千卡）、白菜老鸭汤200毫升（110千卡）、米饭1碗（100千卡）
	加餐	橙子1个（94千卡）
	晚餐	枸杞芹菜炒香菇200克（86千卡）、茭白炒鸡蛋150克（88千卡）、烧饼1个（293千卡）
第4天	早餐	芦笋山药豆浆200毫升（80千卡）、肉饼1个（430千卡）
	午餐	彩椒玉米200克（160千卡）、海藻鸡蛋饼200克（380千卡）、牛蒡丝瓜汤200毫升（80千卡）、米饭1碗（100千卡）
	加餐	梨子1个（43千卡）
	晚餐	南瓜鸡蛋面200克（224千卡）、青椒炒莴笋150克（57千卡）
第5天	早餐	低脂牛奶200毫升（114千卡）、蛋糕100克（347千卡）
	午餐	炝炒红菜薹200克（100千卡）、番茄生鱼豆腐汤200毫升（114千卡）、莴笋玉米鸭丁200克（140千卡）、糙米饭1碗（147千卡）
	加餐	猕猴桃1个（60千卡）
	晚餐	芦笋煨冬瓜200克（60千卡）、山药胡萝卜炖鸡200克（156千卡）、馒头1个（113千卡）

第1天菜谱

苦瓜牛奶汁

◆每百毫升热量：65千卡
◆建议食量：200毫升

食材：苦瓜120克，牛奶200毫升，食粉少许。

做法：

1.锅中注入适量清水烧开，撒上少许食粉。

2.放入洗净的苦瓜，煮约半分钟，至断生后捞出；将放凉后的苦瓜切成丁。

3.取榨汁机，选择搅拌刀座组合，倒入苦瓜丁。

4.注入少许矿泉水，选择"榨汁"功能，将苦瓜榨成苦瓜汁。

5.倒入备好的牛奶，再次选择"榨汁"功能，搅拌一会儿，使牛奶与苦瓜汁混合均匀；断电后倒出苦瓜牛奶汁，装入碗中即成。

营养分析：补充蛋白质，美容养颜。

黄瓜拌豆皮

◆每百克热量：100千卡
◆建议食量：200克

食材：黄瓜120克，豆皮80克，红椒25克，蒜末、葱花各少许，盐和食用油适量。

做法：

1.洗净的黄瓜、红椒、豆皮切细丝，待用。

2.锅中注水烧开，放食用油、盐，倒入豆皮、红椒丝，搅匀。

3.煮约半分钟，至食材熟透后捞出，沥干水分，待用。

4.倒入黄瓜丝，放蒜末、葱花，加盐，拌约1分钟，至食材入味。

5.取一个干净的盘子，放入拌好的食材，摆好即成。

营养分析：补充蛋白质，增强身体活力。

木耳炒鸡片

◆每百克热量：110千卡
◆建议食量：200克

食材：木耳40克，鸡胸肉100克，彩椒40克，姜片、蒜末、葱段各少许，盐和食用油适量。

做法：

1.木耳、彩椒切小块，鸡胸肉切片；鸡肉加盐和食用油，腌渍10分钟至入味。

2.锅中水烧开，加油、盐，放彩椒、木耳，煮约1分钟至断生。

3.热锅注油，烧至五分热，放入鸡片，滑油至变色，捞出。

4.锅底留油，放姜、蒜、葱、木耳、彩椒，炒匀；倒入鸡片，加盐调味，炒匀，装盘。

营养分析：木耳能养血驻颜，令人肌肤红润，容光焕发，并可防治缺铁性贫血。

金针菇冬瓜汤

◆每百毫升热量：35千卡
◆建议食量：200毫升

食材：金针菇80克，冬瓜块100克，姜片、葱花各少许，盐少量。

做法：

1.冬瓜去皮洗净，切小块；金针菇洗净，备用。

2.锅中注水烧开，淋食用油，加少许盐，拌匀调味。放入冬瓜块、姜片，搅匀。

3.盖上盖，煮约2分钟至七成熟。揭盖，放入金针菇，拌匀。

4.盖上锅盖，煮约7分钟至熟；揭盖，加少许盐，拌煮片刻至食材入味；关火后盛出煮好的汤料，撒上葱花即可。

营养分析：促进新陈代谢，消除疲劳。

炝拌生菜

◆每百克热量：32千卡
◆建议食量：150克

食材：生菜150克，蒜瓣10克，干辣椒少许，盐、白醋、食用油适量。

做法：

1.将洗净的生菜叶取下，撕成小块，装入碗中，备用。

2.把蒜瓣切成薄片，再切细末，将蒜末放入碗中，加入适量白醋、盐，拌匀。

3.用油起锅，倒入干辣椒，炒匀爆香。

4.关火后盛入碗中，制成味汁，待用。

5.取一个干净的盘子，放入生菜，摆放好，把味汁浇在生菜上即可。

营养分析：生菜中含有膳食纤维和维生素C，有消除多余脂肪的作用。

豆腐蒸鹌鹑蛋

◆每百克热量：98千卡
◆建议食量：200克

食材：豆腐200克，熟鹌鹑蛋45克，肉汤100毫升，盐少许。

做法：

1.洗好的豆腐切成条形；熟鹌鹑蛋去皮，对半切开，待用。

2.把豆腐装入蒸盘，挖小孔，放入鹌鹑蛋，压平，撒盐，备用；蒸锅上火烧开，放入蒸盘，中火蒸约5分钟至熟，取出，待用。

3.用油起锅，倒入适量肉汤，加盐，搅匀调味。

4.关火后盛出味汁，浇在豆腐上即可。

营养分析：补充蛋白质，帮助消化。

第2天菜谱

紫菜鱼片粥

◆每百毫升热量：**66**千卡
◆建议食量：**200**毫升

食材：水发大米80克，草鱼片80克，水发紫菜30克，姜丝、葱花各少许，盐和食用油少许。

做法：
1.草鱼片装入盘中，加少许盐拌匀。
2.淋入食用油，腌渍约10分钟至入味。
3.砂锅注水烧开，倒入大米，拌匀，小火煮30分钟至变软。
4.倒入紫菜、姜丝、鱼肉片，拌匀，加盐调味，大火续煮片刻，至食材熟透。
5.盛出鱼片粥，撒上葱花即成。

营养分析：补充蛋白质，促进消化。

冬菇拌扁豆

◆每百克热量：**35**千卡
◆建议食量：**200**克

食材：鲜冬菇60克，扁豆100克，盐、白醋、芝麻油、食用油适量。

做法：
1.锅中注水烧开，加盐、食用油，放洗净的扁豆，煮半分钟。
2.把焯煮好的扁豆捞出，沥干水分，备用。
3.将洗净的冬菇倒入沸水锅中，煮半分钟，捞出，待用。
4.冬菇切长条，扁豆切长条，装入碗中，加盐，淋入适量白醋、芝麻油，拌匀。
5.将拌好的扁豆装入盘中，再放上冬菇即可。

营养分析：补充人体所需的维生素，促进消化吸收。

菜心炒鱼片

◆每百克热量：**80**千卡
◆建议食量：**200**克

食材：菜心200克，生鱼肉150克，彩椒40克，红椒20克，姜片、葱段、盐和食用油少许。

做法：
1.菜心处理好，红椒、彩椒切小块，生鱼肉切片；鱼片加盐、食用油腌渍10分钟。
2.开水锅中加盐、食用油、菜心，煮约1分钟，捞出。
3.热锅注油，烧至四分热，倒入生鱼片，滑油至变色后捞出。
4.锅底留油，放姜、葱、红椒、彩椒、生鱼片、盐、翻炒；取一盘子，放入菜心，摆好。
5.盛出鱼肉片，放菜心上即成。

营养分析：补充蛋白质，增强免疫力。

薏米白菜汤

◆每百毫升热量：**30**千卡
◆建议食量：**200**毫升

食材：白菜140克，薏米50克，姜丝、葱丝各少许，盐和食用油适量。

做法：
1.洗好的白菜切去根部，再切段，备用；砂锅置于火上，倒入少许食用油烧热。
2.放姜丝，炒匀，注适量清水；倒入薏米，拌匀。
3.烧开后用小火煮约30分钟；放入切好的白菜，拌匀。
4.用小火煮约6分钟至熟；揭开盖，加入少许盐、拌匀调味。
5.关火后盛出煮好的汤料即可。

营养分析：白菜富含多种微量元素和维生素，有助于抑制癌细胞。

菠菜拌金针菇

◆每百克热量：**49**千卡
◆建议食量：**200**克

食材：菠菜200克，金针菇180克，彩椒50克，蒜末和盐少许。

做法：
1.金针菇切去根部，菠菜切成段，彩椒切成粗丝。
2.锅中注水烧开，加盐、菠菜，略搅，煮约1分钟。
3.捞出，沥干水分，待用；再放金针菇、彩椒丝，煮约半分钟；待食材熟软后捞出，沥干，待用。
4.取一碗，倒入菠菜、金针菇、彩椒丝，撒上蒜末，加盐，稍搅拌至入味。
5.再取一个干净的盘子，盛入拌好的食材，摆好盘即成。

营养分析：促进肠道蠕动，帮助消化。

茼蒿炒豆干

◆每百克热量：**65**千卡
◆建议食量：**150**克

食材：茼蒿200克，豆干100克，彩椒50克，蒜末、盐、食用油少许。

做法：
1.豆干、彩椒切条；茼蒿切段；热锅注油，烧至四分热，倒入豆干，滑油片刻，捞出，待用。
2.锅底留油，放入蒜末，倒入切好的彩椒，翻炒均匀；放入茼蒿段，翻炒片刻，放入豆干，炒至茼蒿七成熟。
3.加入适量盐调味，翻炒均匀。
4.关火后盛出炒好的食材，装入盘中即可。

营养分析：补充维生素，促进消化吸收。

第3天菜谱

玉竹烧萝卜

◆每百克热量：40千卡
◆建议食量：200克

食材： 胡萝卜85克，高汤100毫升，玉竹少许，盐和食用油少许。

做法：
1. 洗好的玉竹切成小段；洗净去皮的胡萝卜切小块，备用。
2. 用油起锅，倒入胡萝卜，炒匀炒香；注入高汤，倒入玉竹，搅匀。
3. 盖上盖，烧开后用小火煮约10分钟至熟；揭开盖，加入适量盐。
4. 炒匀调味，用大火收汁，至汤汁收浓。
5. 关火后盛出锅中的菜肴即可。

营养分析： 润皮肤，抗衰老，促进消化。

魔芋烧肉片

◆每百克热量：80千卡
◆建议食量：150克

食材： 魔芋200克，猪瘦肉100克，泡椒20克，姜片、蒜末、盐、食用油、葱花、淀粉少许。

做法：
1. 魔芋切成片；猪瘦肉切薄片，用淀粉腌制10分钟。
2. 开水锅中加入盐，放入魔芋片，焯煮约半分钟，沥干水待用。
3. 用油起锅，倒入肉片，放入姜片、蒜末，倒入泡椒，放入魔芋片，转小火。
4. 加入盐，翻炒至食材入味。
5. 盛出菜肴，点缀上葱花即可。

营养分析： 补充维生素和植物纤维，具有奇特的保健和医疗效果。

白菜老鸭汤

◆每百毫升热量：55千卡
◆建议食量：200毫升

食材： 白菜段300克，鸭肉块200克，姜片、枸杞各少许，高汤和盐适量。

做法：
1. 锅中注入水烧开，放入洗净的鸭肉，煮2分钟，汆去血水。
2. 从锅中捞出鸭肉后过冷水，盛入盘中备用。
3. 另起锅，注入适量高汤烧开，放鸭肉、姜片，拌匀，用大火煮开后调至中火，炖1.5小时至鸭肉煮透。
4. 倒入备好的白菜段、枸杞，搅拌均匀，用小火煮约30分钟；加入适量盐，搅拌均匀。
5. 将煮好的汤料盛出即可。

营养分析： 补充维生素和蛋白质，增强活力。

枸杞芹菜炒香菇

◆每百克热量：43千卡
◆建议食量：200克

食材： 芹菜120克，鲜香菇100克，枸杞20克，盐和食用油少许。

做法：
1. 洗净的鲜香菇切成片，芹菜切成段，备用。
2. 用油起锅，倒入切好的香菇，炒出香味；放入备好的芹菜，翻炒均匀。
3. 锅中注入少许清水，炒至食材变软。
4. 撒上枸杞，翻炒片刻。
5. 加入少许盐，炒匀调味；关火，装入盘中即可。

营养分析： 促进血液循环，抑制黑色素，滋养肌肤，增强机体抵抗力。

茭白炒鸡蛋

◆每百克热量：59千卡
◆建议食量：150克

食材： 茭白200克，鸡蛋2个，葱花少许，盐和食用油适量。

做法：
1. 洗净去皮的茭白对半切开，切成片；鸡蛋打入碗中，加盐打散调匀。
2. 锅中注入水烧开，加盐、食用油，倒入茭白，搅散，煮半分钟，捞出，沥水备用。
3. 炒锅注油烧热，倒入蛋液，炒至熟，盛出，备用。
4. 锅底留油，倒入茭白，放盐，炒匀调味。
5. 倒入鸡蛋，略炒几下，加葱花翻炒匀，盛出即可。

营养分析： 茭白含较多的糖类、蛋白质等，能补充人体所需的营养物质。

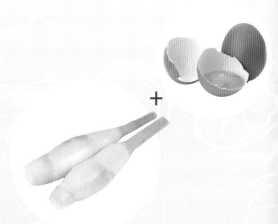

第4天菜谱

芦笋山药豆浆

◆每百毫升热量：**40** 千卡
◆建议食量：**200** 毫升

食材：芦笋25克，山药35克，水发黄豆45克。

做法：

1.将洗好的芦笋切成小段，山药去皮切成丁，备用。

2.将已浸泡的黄豆倒入碗中，加入清水，搓洗干净，倒入滤网，沥干水分，备用。

3.将食材倒入豆浆机，注入适量清水，选择"五谷"程序，通电，开始打浆。

4.待豆浆机运转约15分钟，断电，取下机头，把煮好的豆浆倒入滤网，滤取豆浆。

5.把滤好的豆浆倒入碗中，待稍微放凉后即可饮用。

营养分析：可使睡眠改善，心情愉快，充满活力。

彩椒玉米

◆每百克热量：**80** 千卡
◆建议食量：**200** 克

食材：鲜玉米粒100克，彩椒50克，青椒20克，姜片、蒜末、葱白各少许、盐和食用油适量。

做法：

1.彩椒、青椒去籽，切成丁，备用；锅中加约800毫升清水烧开，加盐、食用油拌匀。

2.倒入玉米粒、彩椒和青椒，煮沸后捞出；用油起锅，倒入姜片、蒜末、葱白爆香。

3.倒入彩椒、青椒和玉米炒匀，加盐炒至入味，关火盛出即可。

营养分析：玉米具有刺激胃肠蠕动、加速粪便排泄的特性，可防治便秘。

海藻鸡蛋饼

◆每百克热量：**190** 千卡
◆建议食量：**200** 克

食材：海藻90克，面粉50克，洋葱50克，鸡蛋1个，芝麻油少许。

做法：

1.洋葱切粒，海藻切碎；锅中注水烧开，放海藻，煮半分钟，捞出，沥干水分，待用。

2.将海藻装入碗中，放入葱粒。

3.打入鸡蛋，搅散，加盐，拌匀，搅成蛋糊；淋芝麻油，加面粉，搅拌均匀。

4.加清水，搅匀成面糊。

5.煎锅注油烧热，倒入面糊，摊成饼，煎至两面呈焦黄色；将蛋饼切成块，装盘即可。

营养分析：补充身体所需蛋白，增强免疫力。

牛蒡丝瓜汤

◆每百毫升热量：**40** 千卡
◆建议食量：**200** 毫升

食材：牛蒡120克，丝瓜100克，姜片、葱花各少许，盐少量。

做法：

1.洗净去皮的牛蒡、丝瓜切滚刀块，装入碗中，备用。

2.锅中注入适量清水烧热，倒入牛蒡、姜片，搅匀。

3.盖上锅盖，烧开后用小火煮约15分钟至其熟软。

4.揭开锅盖，倒入丝瓜，搅拌均匀，用大火煮至熟透。

5.加少许盐，搅匀调味；关火后盛出煮好的汤料，装入碗中，撒上葱花即可。

营养分析：牛蒡含有丰富的膳食纤维，可以有效地治疗便秘和腹泻。

南瓜鸡蛋面

◆每百克热量：**112** 千卡
◆建议食量：**200** 克

食材：切面100克，鸡蛋1个，小白菜25克，南瓜70克，盐少许。

做法：

1.洗净去皮的南瓜切薄片；锅中注水烧开，放入南瓜片，用大火煮至断生。

2.放入面条，拌匀，煮至沸腾；加盐，放入小白菜，拌匀，煮至变软。

3.捞出煮好的食材，放入汤碗中，待用。

4.将锅中留下的面汤煮沸，打入鸡蛋，用中小火煮至成形。

5.关火后盛出煮好的荷包蛋，摆放在碗中即可。

营养分析：具有补充蛋白质、延缓衰老的功效。

青椒炒莴笋

◆每百克热量：**38** 千卡
◆建议食量：**150** 克

食材：青椒50克，莴笋160克，红椒30克，姜片、蒜末、葱末各少许，盐和食用油适量。

做法：

1.将洗净去皮的莴笋切片，洗好的青椒对半切开，去籽，再切成丝；洗净的红椒切成丝。

2.把切好的食材盛放在盘中，待用；用油起锅，放入姜、蒜、葱。

3.倒入莴笋丝，翻炒，至变软，加入盐炒匀；放入切好的青椒、红椒，炒匀，至熟透、入味，盛出即成。

营养分析：补充维生素，增强人体活力。

第5天菜谱

炝炒红菜薹

◆每百克热量：**50**千卡
◆建议食量：**200**克

食材：红菜薹270克，蒜末、干辣椒各少许，盐和食用油适量。

做法：
1.洗净的红菜薹切去根部，再切成长段，备用。
2.用油起锅，倒入蒜末、干辣椒，爆香。
3.倒入洗净的红菜薹，快速炒匀至其变软。
4.注入少许清水，加入盐炒匀调味。
5.翻炒均匀，关火后盛出炒好的菜肴即可。

营养分析：补充微量元素和维生素。

番茄生鱼豆腐汤

◆每百毫升热量：**57**千卡
◆建议食量：**200**毫升

食材：生鱼块200克，番茄100克，豆腐100克，姜片、葱花各少许，盐和食用油适量。

做法：
1.洗净的豆腐切成块，洗好的番茄切成瓣，备用。
2.用油起锅，放入姜片，爆香。
3.倒入生鱼块，煎出香味。
4.加入适量开水，加少许盐，倒入切好的番茄，放入豆腐。
5.用中火煮3分钟至入味；关火后盛出煮好的汤料，装入碗中，撒入少许葱花即可。

营养分析：美容养颜、美白肌肤。

莴笋玉米鸭丁

◆每百克热量：**70**千卡
◆建议食量：**200**克

食材：鸭胸肉160克，莴笋150克，玉米粒50克，彩椒50克，蒜末、葱段、盐、食用油、料酒、生抽各少许。

做法：
1.将莴笋切丁，彩椒切小块。
2.鸭胸肉切丁，装入碗中，加盐、料酒、生抽拌匀，腌渍约10分钟。
3.锅中注水烧开，加入少许盐，倒入莴笋丁、玉米粒、彩椒，焯煮片刻后捞出。
4.用油起锅，倒入蒜末、葱段炒香，倒入鸭肉丁，加盐炒匀。
5.倒入焯煮后的食材，炒香后盛出食材。

营养分析：补充钙质、促进肠胃蠕动，防止便秘。

芦笋煨冬瓜

◆每百克热量：**30**千卡
◆建议食量：**200**克

食材：冬瓜200克，芦笋150克，蒜末、葱花、盐、食用油各少许。

做法：
1.芦笋切段，去皮冬瓜切小块。
2.锅中水烧开，放入冬瓜块；加食用油，煮约半分钟；放入芦笋段，煮半分钟，至断生，捞出。
3.用油起锅，放入蒜末、葱花、冬瓜块、芦笋段，炒匀；加适量盐、清水，炒匀。
4.用大火煨煮约半分钟，至全部食材熟软。
5.关火后盛出锅中的食材即可。

营养分析：富含蛋白质、多种维生素和钙、磷等矿物质，具有较高的营养价值。

山药胡萝卜炖鸡

◆每百克热量：**78**千卡
◆建议食量：**200**克

食材：鸡肉块200克，胡萝卜120克，山药80克，姜片、盐少许。

做法：
1.胡萝卜、山药切成滚刀块；锅中注水烧开，倒入鸡肉块，余去血水。
2.撇去浮沫，捞出鸡肉，沥干水分，备用。
3.砂锅中注水烧开，倒入鸡肉块、姜片、胡萝卜、山药。
4.小火煮约45分钟至食材熟透；加适量盐，拌匀调味。
5.关火后盛出锅中的菜肴即可。

营养分析：补充维生素，防止衰老。

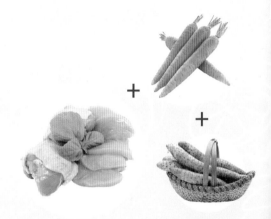

运动要跟上：试试慢跑吧

慢跑是一种轻松愉快的健身运动，跑速和跑程都可根据自己的身体情况来定，你只需穿上一双轻便的运动鞋和一套简单的运动服，便可随时随地进行慢跑。慢跑对人体有很多好处，可以预防心血管疾病，增强肺活量，有效控制体重。在轻断食期间，如果搭配这样一套运动，只需每天慢跑半小时，便可消耗200多千卡的热量，瘦身的速度会加快不少哦！

慢跑前，做好充分的准备工作

准备合适的鞋子和衣服。鞋要合脚，不要过大或过小；最好穿运动服。开始慢跑前，可以先做做热身运动。如前后踢腿，以活动膝关节、髋关节；压压腿，放松双肩和背部；左右转动身体，活动腰部等。准备一瓶水，放在一个固定的地方，每次路过时喝一点。

慢跑的正确方法

一切准备好之后，就可正式开始慢跑了。

跑步时，前脚掌先着地，然后过渡到全脚掌着地，手臂前后摆动即可。运动强度应该循序渐进。起初可少跑一些，或隔一天跑一次，每次跑20~30分钟为宜。一段时间后，再逐渐增加至每天跑3 000~4 000米。跑步时，要保持均匀的速度，以主观上不觉得难受、不喘粗气、不面红耳赤，能边跑边说话的轻松气氛为宜。慢跑时，动作要自然放松，呼吸应深长而有节奏，不要憋气。慢跑的最佳时间为清晨或傍晚。

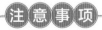

注 意 事 项

①跑步后，不要立即吃饭和喝冷饮。
②跑完后，最好做15分钟的小腿、膝盖的拉伸运动以及各种腰腹运动，加快局部脂肪消耗，缓解肌肉的疲劳感。

1.轻断食开始后，特别饿怎么办？

刚开始，可能很多人不太习惯饿的感觉，如果实在饿得慌，可以吃一把坚果或喝点温水，千万别放肆地大吃大喝，不然会功亏一篑。其实，只要经历一次轻断食之后，就会发现，轻断食期间饥饿的感觉并不可怕。而且进行轻断食一段时间后，你的胃口会变小，每顿也不需要吃很多了，慢慢地你会逐渐适应轻断食的食谱。

2.轻断食那两天，我有点头晕，这是怎么回事？

在轻断食那两天，有些人可能会头晕，这与糖类摄取量降低有关。如果你也出现这种情况，请一定要补充大量水分，建议多吃蔬菜、水果、乳制品和蛋白质食物，以补充足够的电解质。但不用担心，当身体逐渐习惯轻断食之后，头晕应该会有所好转的。

3.在轻断食日，若一时没管住自己的嘴巴，吃了高热量的食物怎么办？

再有恒心和毅力的轻断食者，都会偶尔不小心吃了一些高热量的"禁忌"食物，如高脂肪、高热量的食物。千万不要因此责备自己，也不要放弃轻断食。最好的补救方式是尽早回到正常的轻断食轨道，不要因此彻底放松自己，胡吃海喝，否则将前功尽弃。

有问题，怎么办

4.有人说，轻断食日不吃早餐，瘦身效果更好，对吗？

早餐是人体能量的主要来源，如果在轻断食日时间一天中最重要的一餐，会影响新陈代谢，不利于减肥。所以，不吃早餐也可能导致皮下脂肪增加。

5.轻断食那两天里，我会不会觉得疲乏呢？

在每周轻断食那两天及之后，你不仅不会有疲乏感，反而会变得生机勃勃、干净清爽，吃完东西之后肚子不会胀气，不会有昏昏欲睡的感觉，整个人会更有精神和活力。你还会发现轻断食后，原来紧张、焦虑、愤怒的情绪会得到缓解，你会变得更加快乐。

轻断食经验分享会

⌒ 年龄:
28岁

⌒ 职业:
行政

⌒ 轻断食多长时间:
2个月

⌒ 轻断食结果:
2千克

杨晨

轻断食2天后,我发现自己有点轻微的头晕,虽然不是特别严重,但是我也害怕一直这样下去,影响健康。后来,我在规定的分量中多添加了几份蔬菜、水果以及蛋白质食物,头晕的症状很快就得到了缓解,而且后来也很少再出现这种情况了。

⌒ 年龄:
31岁

⌒ 职业:
程序员

⌒ 轻断食多长时间:
4个月

⌒ 轻断食结果:
6千克

贺东

轻断食的第1天晚上,我在公司加班,太饿了,便吃了夜宵,当时有很重的罪恶感,害怕自己坚持不下去了。后来,我想到了自己超标的体重,便告诫自己:这是最后一次。这种精神鼓励法还不错,而且每次下班后,我都会花上半个小时慢跑,我发现,加上适量的运动,让我的斗志昂扬,能更好地坚持轻断食。

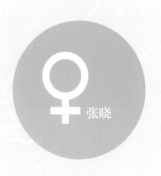

⌒ 年龄:
35岁

⌒ 职业:
编辑

⌒ 轻断食多长时间:
5个月

⌒ 轻断食结果:
5千克

张晓

轻断食开始前,我最担心的一点是会影响我的工作状态。没想到,我竟然顺利轻松地度过了前2个轻断食日,这对我是一个很大的鼓励。而且,我也没有出现疲乏感,工作起来也越来越有效率,人也特别精神。

我的**轻断食记录**

轻断食第1天

早餐 _____

午餐 _____

加餐 _____

晚餐 _____

轻断食第2天

早餐 _____

午餐 _____

加餐 _____

晚餐 _____

正常饮食餐单

第*1*天

第*2*天

第*3*天

第*4*天

第*5*天

**轻断食
成果**　减重：　　　　胸围：　　　　腰围：　　　　臀围：

感受：

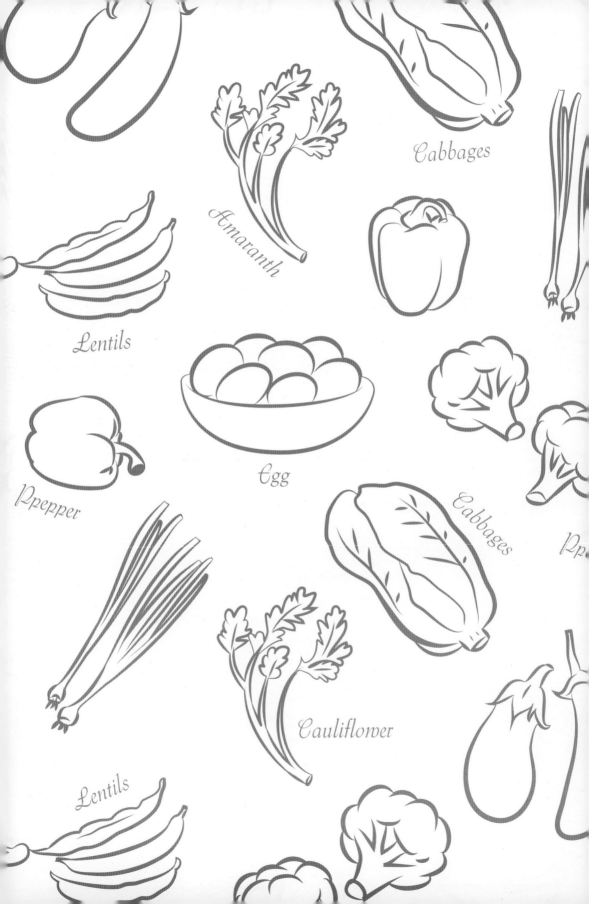

Cabbages

Amaranth

Lentils

Egg

Ppepper

Cabbages

Pp

Cauliflower

Lentils

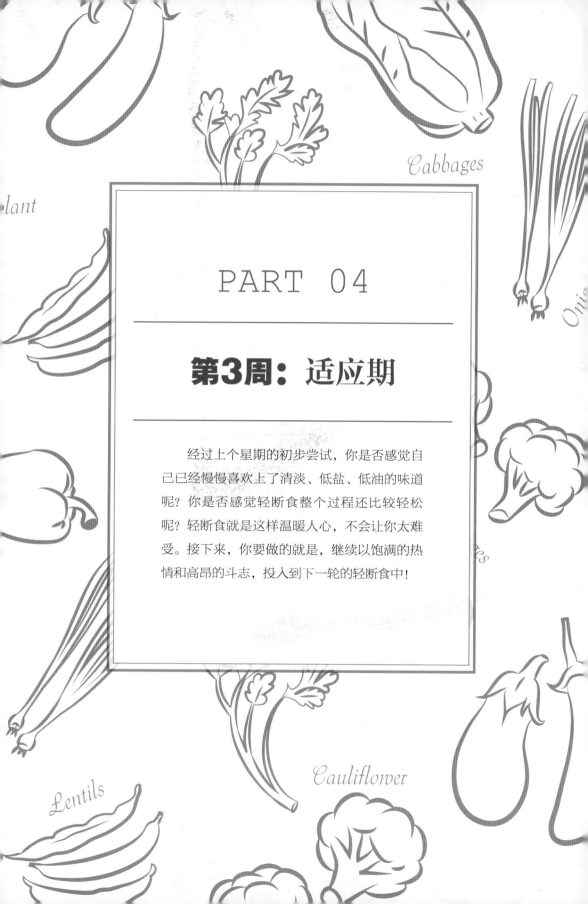

PART 04

第3周: 适应期

经过上个星期的初步尝试，你是否感觉自己已经慢慢喜欢上了清淡、低盐、低油的味道呢？你是否感觉轻断食整个过程还比较轻松呢？轻断食就是这样温暖人心，不会让你太难受。接下来，你要做的就是，继续以饱满的热情和高昂的斗志，投入到下一轮的轻断食中！

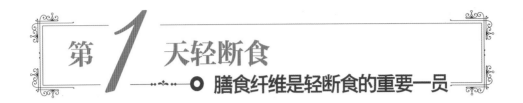

第1天轻断食
膳食纤维是轻断食的重要一员

现在已经进入到轻断食的第3周了，你的身体现在已经开始适应轻断食的状态了。可能会出现一些小的不良反应，例如便秘。这时在食物中加入一些含有膳食纤维的食物，如燕麦、红枣、芦笋等，能帮助你预防和改善便秘的情况。膳食纤维可以起到加快排便的频率的作用，同时，纤维食物还可吸收肠道内的某些脂肪，起到降低血脂、血糖的作用。但切记，不要一次性吃下太多纤维食物，否则容易导致胀气的发生。营养均衡是轻断食的重要饮食原则，在补充膳食纤维的同时，不要忘了补充蛋白质和糖类哟！

加油！轻松愉快地开启新一周的轻断食吧！

专业营养师推荐餐单（第1天：500~600千卡）

进餐	餐单
早餐	燕麦豆浆200毫升（84千卡）、紫菜蛋卷50克（55千卡）
午餐	上汤芦笋200克（66千卡）、脱脂酸奶100克（42千卡）
加餐	菠萝100克（41千卡）、红枣枸杞茶200毫升（42千卡）
晚餐	生菜面包沙拉200克（140千卡）

燕麦豆浆

食材： 水发黄豆70克，燕麦片30克。

做法：

1.取备好的豆浆机，倒入洗净的黄豆，撒上备好的燕麦，注入适量清水。

2.盖上豆浆机机头，选择"快速豆浆"，再按"启动"键，待机器运转约20分钟（"嘀嘀"声响起）后，即成豆浆。

3.断电后取下豆浆机机头，倒出豆浆，装在小碗中。

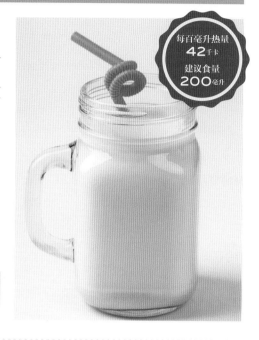

每百毫升热量
42千卡
建议食量
200毫升

营养分析：

补充蛋白质和钙，促进消化和吸收。

紫菜蛋卷

食材： 鸡蛋2个，紫菜25克，葱、盐、食用油适量。

做法：

1.紫菜洗净，葱切末；鸡蛋打入碗中，加葱花、盐搅匀。

2.开小火，平底锅中倒入适量油，将蛋液均匀倒入锅中并摊平，形成一个圆形。

3.待鸡蛋煎至两面金黄，盛出放在碟上，铺上一层紫菜，将鸡蛋饼卷起即可。

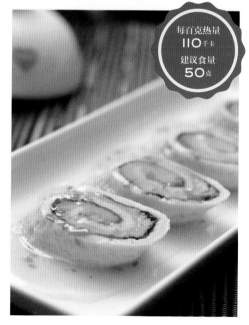

每百克热量
110千卡
建议食量
50克

营养分析：

补充蛋白质和碘，维持生命活力。

上汤芦笋

食材： 芦笋100克，香菇、胡萝卜少许，虾仁20克，盐和食用油适量。

做法：

1.芦笋去根洗净，香菇切丝，胡萝卜切丝，虾仁洗净。

2.锅热入油煸炒芦笋，倒入一碗水，加盐烧开，放入香菇丝、胡萝卜丝、虾仁，加盖煮2分钟即可。

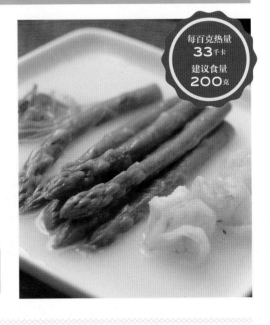

每百克热量
33千卡
建议食量
200克

营养分析：

补充维生素和蛋白质，提高机体所需营养。

红枣枸杞茶

食材： 红枣18克，枸杞3克。

做法：

1.取一碗清水，倒入枸杞和红枣，清洗干净，待用。

2.将洗净的红枣去核，取果肉切小块。

3.取榨汁机，倒入切好的红枣和洗好的枸杞，注入适量的温开水，盖好盖子。

4.选择"榨汁"功能，榨取果汁，最后滤入杯中即可。

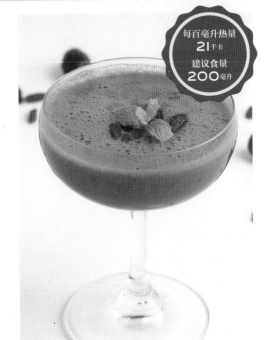

每百毫升热量
21千卡
建议食量
200毫升

营养分析：

含有丰富的蛋白质、胡萝卜素、B族维生素及磷、钙、铁等。

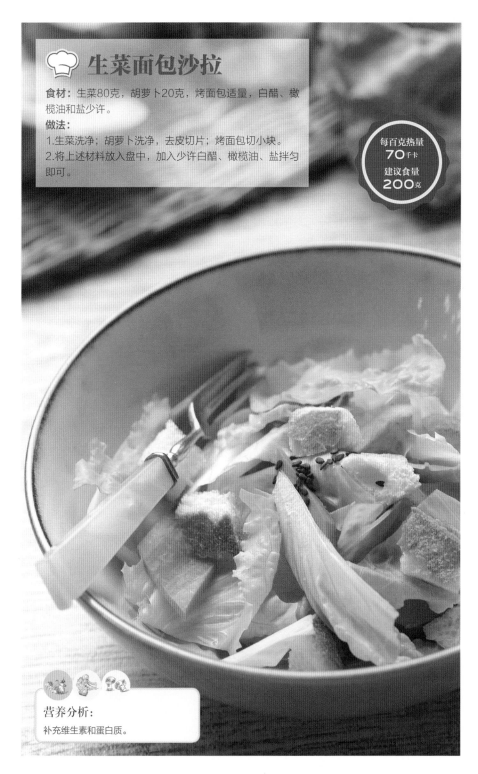

生菜面包沙拉

食材：生菜80克，胡萝卜20克，烤面包适量，白醋、橄榄油和盐少许。

做法：

1.生菜洗净；胡萝卜洗净，去皮切片；烤面包切小块。

2.将上述材料放入盘中，加入少许白醋、橄榄油、盐拌匀即可。

每百克热量
70千卡

建议食量
200克

营养分析：

补充维生素和蛋白质。

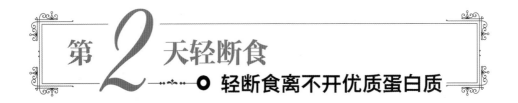

第2天轻断食
○ 轻断食离不开优质蛋白质

坚持到了第2天，有没有感受到轻断食给身体带来的一些奇妙的变化呢？

低淀粉仍旧是今天餐单的特点。淀粉类食物能让人产生幸福的饱腹感，淀粉类食物不足会导致全身无力、低血糖等情况出现。但在轻断食中，对于淀粉类食物的摄入有着严格的控制。膳食中淀粉类食物过多时，就会转化成糖分和热量立即被人体利用，无法满足人体对优质蛋白质和脂肪酸的需求。所以在轻断食期间，保证优质蛋白质食物的摄入量非常重要。而且，摄取足够的蛋白质同样可以让身体产生饱足感，维持自身的肌肉群需求，能有效地避免复胖。更关键的是蛋白质还可以促进吸收和消耗热量，让你吃得放心，也吃得开心。

相信自己，坚持下去！享受今天的低热量餐单吧！

◎◎ 专业营养师推荐餐单（第2天：500~600千卡）

进餐	餐单
早餐	番茄苹果汁150毫升（49千卡）、水煮蛋1个（70千卡）
午餐	紫甘蓝鲈鱼沙拉200克（120千卡）、白菜冬瓜汤200毫升（24千卡）
加餐	柠檬姜茶200毫升（104千卡）
晚餐	胡萝卜圣女果雪梨汁200毫升（66千卡）

番茄苹果汁

食材： 番茄120克，苹果100克。

做法：

1.将番茄洗净后，注入开水烫至表皮皱裂，再放入凉开水中。

2.放凉后，可剥除番茄果皮，将果肉切小块，然后洗净苹果，去皮、芯，取肉切小块。

3.将切好的苹果、番茄倒入备好的榨汁机中榨出蔬果汁。

4.倒出果汁，拌匀即可。

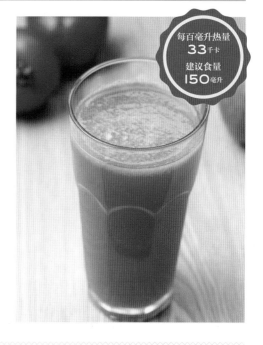

每百毫升热量
33千卡
建议食量
150毫升

营养分析：

番茄内的苹果酸和柠檬酸，能增加胃液酸度，帮助消化，调整胃肠功能。

 # 紫甘蓝鲈鱼沙拉

食材： 鲈鱼150克，紫甘蓝100克，圆生菜100克，盐、橄榄油、白醋少许。

做法：

1.将鲈鱼腌制5分钟，蒸熟备用。

2.将所有蔬菜洗净沥干，切成6份，备用。

3.蔬菜放入沸水中焯1分钟。

4.将鲈鱼与蔬菜放入盘中，加入适量盐、橄榄油、白醋拌匀即可。

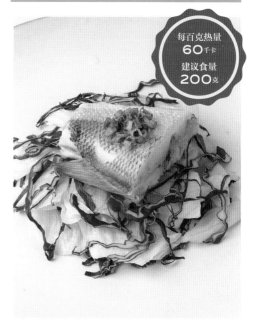

每百克热量
60千卡
建议食量
200克

营养分析：

补充蛋白质和维生素，美容养颜。

白菜冬瓜汤

食材： 大白菜180克，冬瓜200克，枸杞8克，姜片、葱花各少许，盐和食用油适量。

做法：

1. 将洗净去皮的冬瓜切成片，大白菜切成小块。
2. 用油起锅，放入少许姜片，爆香；倒入冬瓜片，炒匀，放切好的大白菜，炒匀。
3. 倒入适量清水，放入洗净的枸杞，盖上盖，烧开后用小火煮5分钟，至食材熟透。
4. 揭盖，加入盐，搅匀调味。
5. 将煮好的汤料盛出，装入碗中，撒上葱花即成。

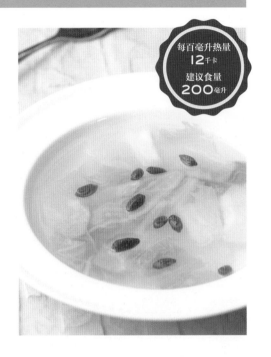

每百毫升热量 **12**千卡
建议食量 **200**毫升

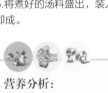

营养分析：
白菜含有丰富的粗纤维，能促进肠壁蠕动，帮助消化。

柠檬姜茶

食材： 柠檬70克，姜30克，红糖、水、冰块各适量。

做法：

1. 姜洗净去皮切片，柠檬洗净切块。
2. 将水烧开，姜片和柠檬置于杯中，倒入开水，撒上红糖，拌匀，静置约10分钟，饮用前加入冰块即可。

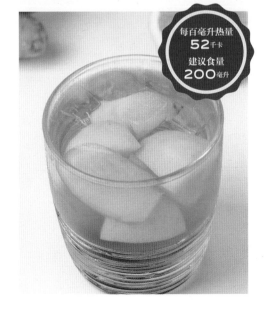

每百毫升热量 **52**千卡
建议食量 **200**毫升

营养分析：
帮助身体补充维生素，促进机体健康。

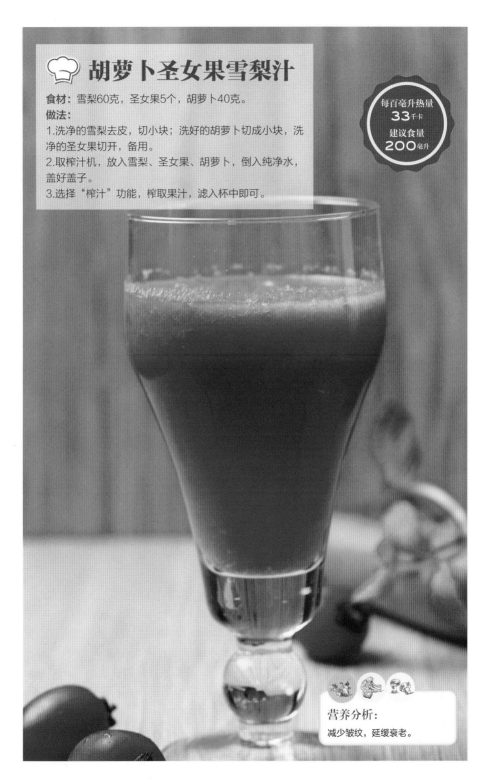

胡萝卜圣女果雪梨汁

食材：雪梨60克，圣女果5个，胡萝卜40克。

做法：

1.洗净的雪梨去皮，切小块；洗好的胡萝卜切成小块，洗净的圣女果切开，备用。

2.取榨汁机，放入雪梨、圣女果、胡萝卜，倒入纯净水，盖好盖子。

3.选择"榨汁"功能，榨取果汁，滤入杯中即可。

每百毫升热量
33千卡
建议食量
200毫升

营养分析：

减少皱纹，延缓衰老。

更多轻断食食谱

花菜香菇粥

食材： 西蓝花100克，花菜、胡萝卜各80克，大米200克，香菇、盐各少许。

做法：

1.洗净去皮的胡萝卜切丁，香菇切成条；花菜、西蓝花分别去除菜梗，再切成小朵。

2.砂锅中注入适量清水烧开，倒入洗好的大米。

3.盖上盖，用大火煮开后转小火煮40分钟。

4.揭盖，倒入切好的香菇、胡萝卜、花菜、西蓝花，拌匀。

5.续煮15分钟，加入适量盐，拌匀调味；关火后盛出煮好的粥，装入碗中即可。

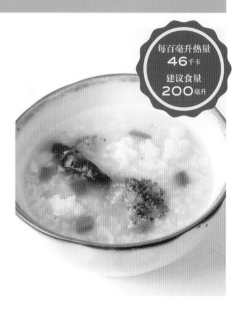

> 每百毫升热量
> **46**千卡
> 建议食量
> **200**毫升

营养分析：

补充维生素，促进消化。

蒸水蛋

食材： 鸡蛋2个，青豆、盐、食用油各少许。

做法：

1.将鸡蛋打入蒸碗中，并打散，加入盐、食用油搅拌均匀。

2.加入约280毫升温水，一边加水一边顺时针搅拌均匀。

3.蒸锅中放入适量水，烧开；水开后把蛋放入，大火蒸约10分钟，取出，撒上青豆装饰即可。

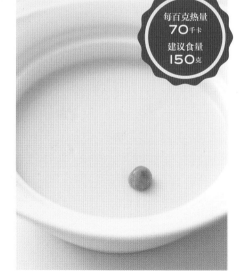

> 每百克热量
> **70**千卡
> 建议食量
> **150**克

营养分析：

补充蛋白质，增强机体活力。

杏仁豆浆

食材： 杏仁10克，水发黄豆50克。

做法：

1.将已浸泡8小时的黄豆倒入碗中，注入清水，用手搓洗干净，沥干水分。

2.将黄豆、杏仁倒入豆浆机中，注水至水位线。

3.盖上豆浆机机头，选择"五谷"程序，再选择"开始"键，开始打浆。

4.待豆浆机运转约15分钟（"嘀嘀"声响起）后，滤取豆浆即可。

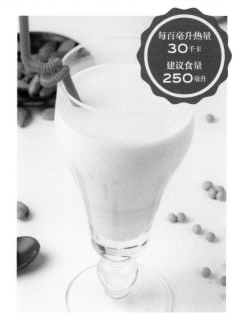

每百毫升热量
30千卡
建议食量
250毫升

营养分析：

具有促进消化、润肠通便的功效。

 # 砂姜彩椒炒鸡胸肉

食材： 鸡胸肉120克，彩椒70克，砂姜90克，盐、生粉、胡椒粉、葱段适量，食用油少许。

做法：

1.洗净的鸡胸肉切丁，加入胡椒粉、生粉、盐拌匀，腌渍10分钟。

2.彩椒切片，装入碗中备用；砂姜去皮切片。

3.锅中注水烧开，放砂姜、彩椒煮半分钟捞出。

4.用油起锅，倒入鸡胸肉炒散，放葱段炒香，倒入砂姜、彩椒炒匀，盛出即可。

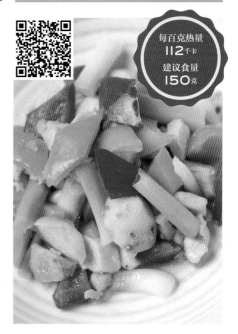

每百克热量
112千卡
建议食量
150克

营养分析：

补充蛋白质，增强身体活力。

椒丝炒苋菜

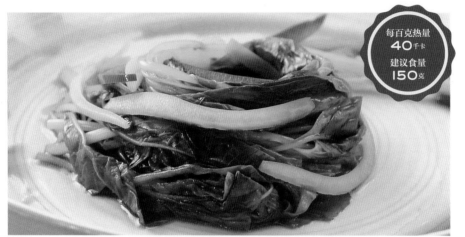

每百克热量
40千卡
建议食量
150克

食材： 苋菜150克，彩椒40克，蒜末少许，盐和食用油各适量。
做法：

1.将洗净的彩椒切成丝，装入盘中，待用。

2.用油起锅，放入蒜末，爆香；倒入洗净的苋菜，翻炒至其熟软；放入彩椒丝，翻炒均匀。

3.加入适量盐炒匀调味；关火后盛出炒好的菜肴，装入盘中即可。

营养分析：
帮助食素者补铁补血、美容养颜。

蒜蓉芥蓝片

食材： 芥蓝梗350克，蒜蓉少许，盐和食用油适量。

做法：

1.洗净去皮的芥蓝梗切成片。

2.锅中注入适量清水烧开，加入盐、芥蓝片，注入适量食用油，拌匀。

3.煮约半分钟，捞出焯好的芥蓝片，待用。

4.用油起锅，放入蒜蓉，爆香，倒入焯好的芥蓝片。

5.加入盐，快速翻炒均匀；关火后盛出炒好的芥蓝片，装盘即可。

每百克热量
30千卡
建议食量
150克

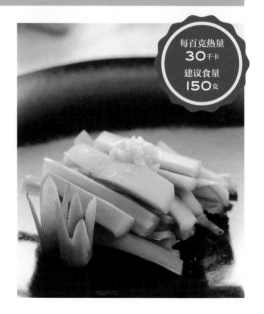

营养分析：
可加快胃肠蠕动，有助消化。

蜜蒸白萝卜

食材： 白萝卜350克，枸杞8克，蜂蜜10克。

做法：

1.将洗净去皮的白萝卜切成条，备用。

2.取一个干净的蒸盘，放上切好的白萝卜，摆好，再撒上洗净的枸杞，待用。

3.蒸锅中注入适量清水烧开，放入蒸盘。

4.盖上盖，蒸约5分钟，至白萝卜熟透；揭开盖，取出蒸好的白萝卜，趁热浇上蜂蜜即可。

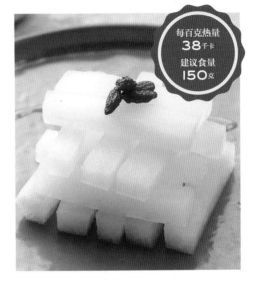

每百克热量
38千卡
建议食量
150克

营养分析：

加快胃肠蠕动，促进消化，防止便秘。

 # 蒜香蒸南瓜

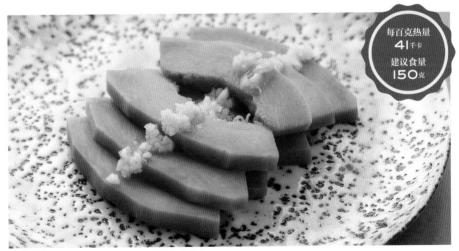

每百克热量
41千卡
建议食量
150克

食材： 南瓜400克，蒜末25克，盐少许。

做法：

1.洗净去皮的南瓜切厚片，摆入盘中；取一碗，加入蒜末、盐，调成味汁。

2.把调好的味汁浇在南瓜片上；蒸锅中注入适量清水烧开，放入食材，蒸至南瓜熟透，取出即可。

营养分析：

南瓜所含成分能促进胆汁分泌，加强胃肠蠕动，帮助食物消化。

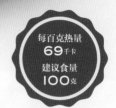

清甜三丁

食材： 山药120克，黄瓜100克，芒果135克，盐和食用油适量。

做法：

1.将山药去皮切丁，黄瓜切成丁，去皮洗净的芒果切成小丁块。

2.锅中注入适量清水烧开，倒入切好的山药丁，煮约半分钟。

3.放入黄瓜，续煮片刻，倒入芒果丁，略煮一会儿，捞出煮好的食材，装盘待用。

4.用油起锅，倒入焯煮好的食材。

5.加入盐炒匀调味，关火后盛出即可。

每百克热量 **69**千卡
建议食量 **100**克

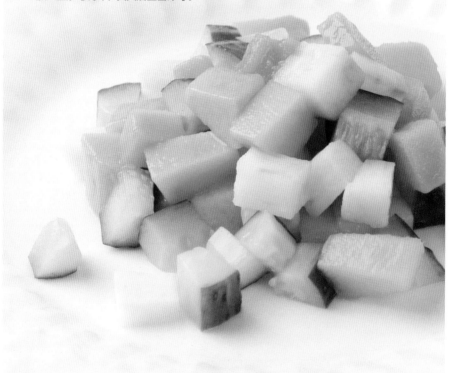

营养分析：
黄瓜中含有丰富的维生素E,可起到延年益寿、抗衰老的作用。

香菇扒生菜

食材： 生菜400克，香菇70克，彩椒50克，盐和食用油各适量。

做法：

1.将洗净的生菜切开，香菇切小块，彩椒切粒。

2.开水锅中放入食用油，倒入生菜，煮至其熟软，捞出待用。

3.沸水锅中倒入香菇，煮约半分钟，捞出。

4.用油起锅，放入清水、香菇、盐拌匀，煮至沸。

5.炒至汤汁收浓，关火待用；取一盘，摆上生菜，盛入炒好的食材，撒上彩椒粒即可。

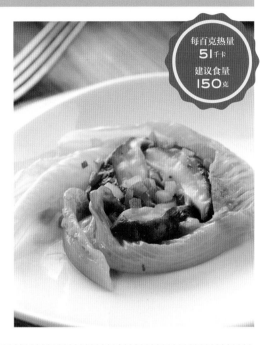

每百克热量
51千卡
建议食量
150克

营养分析：

补充维生素，促进身体排毒。

 ## 西蓝花菠萝汁

食材： 西蓝花140克，菠萝肉90克。

做法：

1.洗净的西蓝花切小朵。

2.菠萝肉切条形，改切小块。

3.锅中注入适量纯净水烧开，放入切好的西蓝花，用大火焯煮至断生，捞出过冷开水。

4.取榨汁机，放入西蓝花和菠萝块，加纯净水榨成汁，过滤后倒入杯中即可。

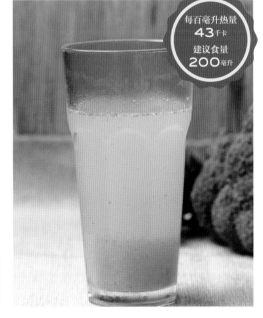

每百毫升热量
43千卡
建议食量
200毫升

营养分析：

可以促进消化，对润滑肠胃很有益处。

综合蔬果汁

食材： 苹果肉130克，胡萝卜100克，橙子肉65克。

做法：

1. 将胡萝卜洗净切块，橙子肉切块，苹果肉切丁。
2. 取出备好的榨汁机，先倒入部分切好的食材，选择第一档，榨取30秒左右。
3. 再分两次倒入余下的食材，以同样的方式榨取蔬果汁。
4. 将蔬果汁过滤倒入杯中即可食用，冷藏后口味更佳。

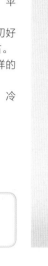

每百毫升热量
58千卡
建议食量
200毫升

营养分析：

加快肠道蠕动，促进排便。

雪梨柠檬汁

食材： 雪梨140克，柠檬片少许。

做法：

1. 洗净的雪梨取果肉，切小块。
2. 取榨汁机，放入雪梨、柠檬片，注入适量纯净水，盖上盖子；选择"榨汁"功能，榨取果汁。
3. 断电后倒出果汁，装入杯中即成。

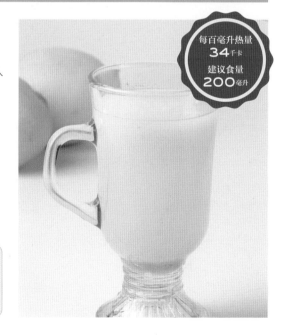

每百毫升热量
34千卡
建议食量
200毫升

营养分析：

能防止和消除皮肤色素沉着，起到美白的作用。

芥蓝黑木耳沙拉

食材： 芥蓝100克，黑木耳100克，白醋、盐、橄榄油少许。

做法：

1.将芥蓝的叶子除去，根茎洗净，切成细条，焯水后捞出。

2.将黑木耳泡发、洗净，焯水后捞出。

3.将以上食材用白醋、盐、橄榄油拌匀即可。

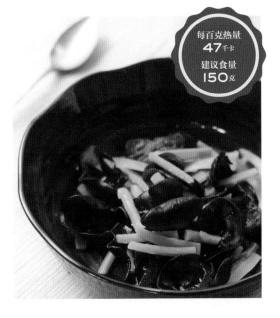

每百克热量
47千卡
建议食量
150克

营养分析：

促进肠道蠕动，促进脂肪排泄，有利于减肥。

金针菇茭白沙拉

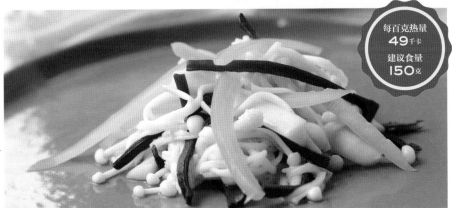

每百克热量
49千卡
建议食量
150克

食材： 金针菇100克，黑木耳50克，茭白100克，彩椒30克，白醋、盐、橄榄油少许。

做法：

1.将茭白洗净后切段，焯水后捞出。

2.将黑木耳洗净，切成丝，焯水后捞出。

3.将金针菇洗净，焯水后捞出；彩椒洗净、切丝。

4.将以上食材用白醋、盐、橄榄油一起拌匀即可。

营养分析：

消除疲劳，增强抵抗力。

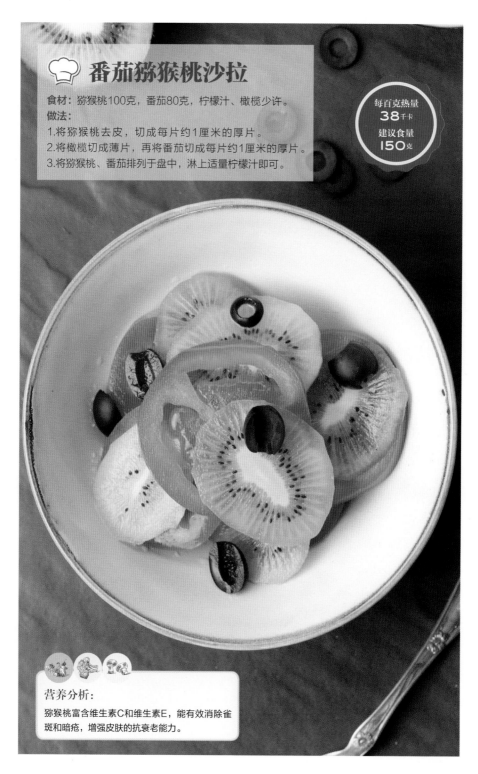

番茄猕猴桃沙拉

食材：猕猴桃100克，番茄80克，柠檬汁、橄榄少许。
做法：
1.将猕猴桃去皮，切成每片约1厘米的厚片。
2.将橄榄切成薄片，再将番茄切成每片约1厘米的厚片。
3.将猕猴桃、番茄排列于盘中，淋上适量柠檬汁即可。

每百克热量
38千卡
建议食量
150克

营养分析：
猕猴桃富含维生素C和维生素E，能有效消除雀
斑和暗疮，增强皮肤的抗衰老能力。

角瓜番茄汤

食材： 角瓜200克，番茄140克，葱花少许，盐和芝麻油适量。

做法：

1.将洗好的角瓜切开，去除瓜瓤，再改切丁。

2.洗净的番茄切开，再切小瓣。

3.锅中注入适量清水烧开，倒入切好的角瓜、番茄，拌匀。

4.用大火煮约4分钟，至食材熟软。

5.加入盐，注入适量芝麻油，拌匀，略煮；关火后盛出煮好的汤，装在碗中，撒上葱花即可。

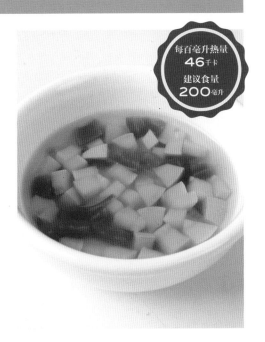

每百毫升热量
46千卡
建议食量
200毫升

营养分析：

角瓜含有丰富的纤维素，能够促进胃肠的蠕动，加快人体的新陈代谢。

 # 冬瓜薏米汤

食材： 冬瓜90克，水发薏米55克，盐2克。

做法：

1.将洗净的冬瓜切块，装盘，待用。

2.砂锅中注入适量清水，放入泡好的薏米，搅匀。

3.盖上盖，烧开后用小火煮20分钟，至薏米熟软；揭盖，放入切好的冬瓜。

4.盖上盖，用小火煮15分钟，至全部食材熟透；揭盖，放入盐，用勺搅匀，煮至沸。

5.关火后将汤料盛出，装入碗中即可。

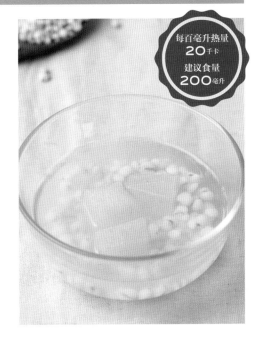

每百毫升热量
20千卡
建议食量
200毫升

营养分析：

薏米含有多种维生素和矿物质，有促进新陈代谢和减少胃肠负担的作用。

103

菠萝蓝莓排毒水

食材：纯净水1000毫升，菠萝半个，蓝莓1杯，冰块1杯。

做法：

1.将菠萝洗净，去皮切片，蓝莓洗净。

2.将备好的食材放入纯净水中，加入冰块，密封好后放入冰箱中，放置一晚后第2天即可饮用。

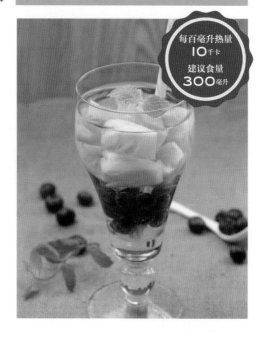

每百毫升热量
10千卡
建议食量
300毫升

营养分析：

补充维生素，促进肠胃消化。

西柚菠萝健康水

食材：纯净水1000毫升，冰块1杯，西柚半个，苹果半个，菠萝半个。

做法：

1.将所有食材洗净，去皮，西柚切片，苹果、菠萝切块。

2.将切好的食材放入纯净水中，加入冰块，密封好后放入冰箱中，放置一晚后第2天即可饮用。

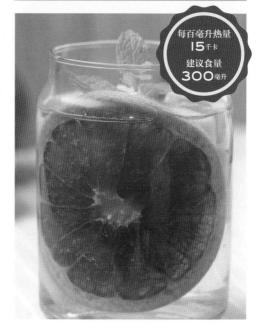

每百毫升热量
15千卡
建议食量
300毫升

营养分析：

滋润肌肤，美容养颜。

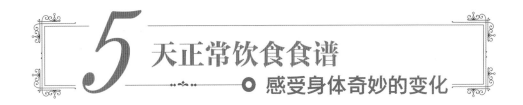

5天正常饮食食谱
○ 感受身体奇妙的变化

　　2天的轻断食终于过去了！你有没有一种如释重负的感觉，仿佛身体变轻了，做什么事都充满力量！这就是轻断食的魅力所在，低油、低热量的食物将你体内的毒素排了出来，周围的人渐渐能感受到你奇妙的变化！

　　接下来的5天，是正常的饮食，不过与平常相比，少了些高热量油脂，这也是健康生活的必要选择。这种地中海式的饮食方式，对中国人来说就是在烹调时，要用优质植物油，多用蒸、煮等烹调方式。轻断食减肥不单是减轻体重，更重要的是把身体修复得更好。更加健康的身体在召唤你，继续坚持吧！

专业营养师推荐餐单（每天：1400~1700千卡）

时间	进餐	餐单
第1天	早餐	鱼肉麦片250克（507千卡）、泡菜50克（45千卡）
	午餐	黄瓜肉丝200克（180千卡）、丝瓜烧豆腐200克（186千卡）、橄榄白萝卜排骨汤200毫升（302千卡）、米饭1碗（100千卡）
	加餐	葡萄200克（86千卡）
	晚餐	玉竹山药黄瓜汤200毫升（102千卡）、碧绿生鱼卷200克（160千卡）、玉米馒头1个（143千卡）
第2天	早餐	豆浆200毫升（28千卡）、糯米鸡1个（150千卡）、煎蛋1个（104千卡）
	午餐	肉末干煸四季豆200克（164千卡）、芝麻带鱼200克（350千卡）、瘦肉莲子汤200毫升（294千卡）、米饭1碗（100千卡）
	加餐	圣女果200克（44千卡）
	晚餐	芝麻酱拌小白菜200克（128千卡）、鸡蛋肉卷200克（170千卡）、绿豆饭1碗（80千卡）

续表

时间	进餐	餐单
第3天	早餐	薏米莲子红豆粥200毫升（320千卡）、菜包1个（60千卡）
	午餐	绿豆知母冬瓜汤200毫升（144千卡）、凉拌手撕鸡200克（258千卡）、菌菇烧菜心200克（60千卡）、紫米饭1碗（110千卡）
	加餐	番石榴1个（99千卡）
	晚餐	牛肉海带汤饭200克（130千卡）、小白菜炒黄豆芽200克（116千卡）、米饭1碗（100千卡）
第4天	早餐	水饺200克（160千卡）、白粥1碗（46千卡）
	午餐	蒜蓉油麦菜200克（30千卡）、黑豆炖鸡汤200毫升（340千卡）、银耳枸杞炒鸡蛋200克（352千卡）、米饭1碗（100千卡）
	加餐	木瓜200克（54千卡）
	晚餐	鸡汤肉丸炖白菜200克（166千卡）、胡萝卜丝炖豆腐150克（97千卡）、燕麦饭1碗（210千卡）
第5天	早餐	红豆黑米豆浆200毫升（112千卡）、肉包1个（180千卡）
	午餐	椒香南瓜200克（96千卡）、苦瓜瘦肉汤200毫升（162千卡）、美味生鱼馅饼150克（139千卡）、黑米饭1碗（228千卡）
	加餐	枇杷200克（78千卡）
	晚餐	冬瓜薏米煲水鸭200克（290千卡）、香菇扒油麦菜150克（102千卡）、馒头1个（113千卡）

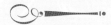

第1天菜谱

鱼肉麦片

◆每百克热量：**203**千卡
◆建议食量：**250**克

食材：燕麦片80克，草鱼肉100克，盐少许。

做法：

1.蒸锅上火烧开，放入草鱼肉，盖上盖，用中火蒸约8分钟至熟。揭盖，取出草鱼肉，放凉。

2.把草鱼肉置于砧板上，去鱼皮，将鱼肉压碎，去除鱼刺，备用。

3.砂锅中注入适量清水烧开，倒入备好的燕麦片，搅匀。

4.盖上锅盖，烧开后用小火煮约30分钟至其熟软。

5.揭开盖，倒入鱼肉末，搅拌均匀，加入少许盐，搅匀调味；关火后盛出煮好的食材，装入碗中即可。

营养分析：补充人体所需蛋白质，增强活力。

黄瓜肉丝

◆每百克热量：**90**千卡
◆建议食量：**200**克

食材：黄瓜120克，猪瘦肉80克，彩椒、盐和食用油各适量。

做法：

1.黄瓜、猪瘦肉、彩椒切丝。

2.猪瘦肉丝中加盐、食用油，腌渍10分钟至入味。

3.用食用油起锅，倒入猪瘦肉丝，炒匀。

4.再倒入黄瓜、彩椒，用中火翻炒一会儿，至食材全部熟透。

5.转小火，加入适量盐，炒匀至入味。关火后盛出炒好的菜肴即可。

营养分析：补充维生素和蛋白质，预防衰老。

丝瓜烧豆腐

◆每百克热量：**93**千卡
◆建议食量：**200**克

食材：豆腐200克，丝瓜130克，蒜末、葱花各少许，盐和食用油适量。

做法：

1.洗净的丝瓜、豆腐切成小块。

2.锅中加水烧开，加盐，倒入豆腐块，煮约半分钟，捞出待用。

3.用食用油起锅，放入蒜末，爆香，倒入丝瓜块，炒匀。

4.加入适量清水，倒入豆腐块，加盐，拌匀煮沸。

5.煮食材至熟透、入味，炒至汤汁收浓，盛出装盘，撒上葱花即成。

营养分析：补充维生素，美容养颜。

橄榄白萝卜排骨汤

◆每百毫升热量：**151**千卡
◆建议食量：**200**毫升

食材：猪排骨段300克，白萝卜300克，橄榄、葱花、调料适量。

做法：

1.洗净去皮的白萝卜切成小块，橄榄洗净切碎。

2.锅中加水烧开，放入猪排骨段，拌匀，煮约1分钟，焯去血水，捞出猪排骨，沥干，待用。

3.砂锅加水烧热，倒入猪排骨段。

4.烧开后小火煮1小时至熟软。

5.放入白萝卜块、橄榄，煮沸后用小火续煮约20分钟至食材熟透，加盐搅拌至食材入味。盛出煮好的汤料，撒上少许葱花即可。

营养分析：滋润肠道，排毒养颜。

玉竹山药黄瓜汤

◆每百毫升热量：**51**千卡
◆建议食量：**200**毫升

食材：玉竹8克，山药160克，黄瓜100克，盐和食用油适量。

做法：

1.洗好的黄瓜切成片，洗净去皮的山药切成片，备用。

2.砂锅中加入适量清水烧开，放入玉竹、山药片。

3.盖上盖，烧开后用小火煮15分钟，至山药片熟软。

4.揭开盖，倒入黄瓜片，搅匀，煮至黄瓜熟软。

5.放少许盐，淋入适量食用油，用勺拌匀调味。将煮好的汤料盛出，装入汤碗中即可。

营养分析：可抑制皮肤黑色素的产生，具有褪斑、美白肌肤的神奇功效。

碧绿生鱼卷

◆每百克热量：**80**千卡
◆建议食量：**200**克

食材：火腿45克，胡萝卜40克，水发香菇30克，生鱼肉180克，上海青100克，盐、胡椒粉、麻油、食用油适量。

做法：

1.胡萝卜、火腿、水发香菇切丝，生鱼肉切片，上海青对半切开。

2.生鱼片加盐、生粉腌渍；开水锅中倒油，汆煮香菇、胡萝卜和上海青；砧板上撒生粉，生鱼片裹上火腿、胡萝卜、香菇，制成生鱼肉卷。

3.热锅放食用油，将生鱼片卷炸熟。锅底留油，放盐、胡椒粉、麻油，制成稠汁。生鱼肉卷裹上稠汁，盘中先放上海青再放生鱼肉卷，摆盘。

营养分析：促进消化和吸收，排毒养颜。

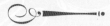

第2天菜谱

肉末干煸四季豆

◆每百克热量：**82**千卡
◆建议食量：**200**克

食材：四季豆170克，猪肉末80克，盐和食用油适量。

做法：
1.将洗净的四季豆切成长段，装入碗中，备用。
2.热锅放食用油，烧至六分热，放入四季豆，拌匀，用小火炸2分钟。捞出四季豆，沥干油，备用。
3.锅底留油烧热，倒入猪肉末，炒匀。倒入少许生抽，炒匀。放入炸好的四季豆，炒匀。
4.加少许盐，炒匀调味。
5.关火后盛出炒好的菜肴，装入盘中即可。

营养分析：四季豆富含蛋白质和多种氨基酸，有助于促进身体健康。

瘦肉莲子汤

◆每百毫升热量：**147**千卡
◆建议食量：**200**毫升

食材：猪瘦肉200克，莲子40克，胡萝卜50克，盐少许。

做法：
1.洗好的胡萝卜切成小块，洗净的猪瘦肉切片，备用。
2.砂锅中加入适量清水，加入备好的莲子、胡萝卜。
3.放入猪瘦肉，拌匀，盖上盖，用小火煮30分钟。
4.揭开盖，放入少许盐。
5.搅拌均匀，至食材入味。关火后盛出煮好的汤料，装入碗中即可。

营养分析：补充蛋白质，滋润肠道。

芝麻带鱼

◆每百克热量：**175**千卡
◆建议食量：**200**克

食材：带鱼140克，熟芝麻20克，姜片、葱花、盐、食用油适量。

做法：
1.将带鱼鳍剪去，再切成小块。
2.带鱼块装入碗中，放入姜片、盐，拌匀。
3.用食用油起锅，放入带鱼块，炸至呈金黄色，盛出，待用。
4.锅底留油，加盐，拌匀。
5.倒入带鱼块，撒上葱花，炒出香味。盛出带鱼，撒上熟芝麻即可。

营养分析：补充蛋白质，美容养颜。

芝麻酱拌小白菜

◆每百克热量：**64**千卡
◆建议食量：**200**克

食材：小白菜160克，熟白芝麻10克，红椒少许，盐、生抽、芝麻酱、芝麻油适量。

做法：
1.小白菜切段，红椒切粒。
2.取一个小碗，淋入生抽、芝麻油，加盐、芝麻酱，倒入适量凉开水，搅至调料溶于水中。
3.撒上备好的熟白芝麻，制成味汁，待用。
4.锅中加水烧开，放小白菜，煮1分钟至其断生，捞出，待用。
5.取大碗，放入小白菜、红椒粒，倒入味汁，拌1分钟至入味。将菜肴盛入另一个盘子即成。

营养分析：补充维生素，促进肠道蠕动。

鸡蛋肉卷

◆每百克热量：**85**千卡
◆建议食量：**200**克

食材：猪肉末300克，鸡蛋2个，胡萝卜条25克，水淀粉、生粉、盐、食用油各适量。

做法：
1.将猪肉末加盐、水淀粉，腌渍10分钟；鸡蛋取出蛋清，打散调匀。
2.用煎锅将蛋清煎成蛋饼。
3.将胡萝卜条煮至断生后捞出。
4.把蛋饼放在砧板上，撒上少许生粉，放入猪肉末，放上胡萝卜条，卷成卷，用水淀粉封口，制成鸡蛋肉卷生坯，装盘。放入蒸锅，蒸10分钟至熟。
5.取出蒸盘，放凉后切小段，摆在盘中即可。

营养分析：补充蛋白质和卵黄素，防止记忆衰退。

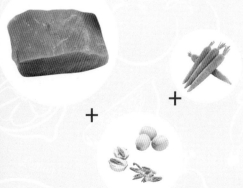

第3天菜谱

薏米莲子红豆粥

每百毫升热量：**160**千卡
建议食量：**200**毫升

食材：水发大米100克，水发薏米90克，水发莲子70克，水发红豆70克。

做法：

1.将已浸泡好的水发大米、水发薏米、水发莲子、水发红豆清洗干净，备用。

2.砂锅中加入适量清水烧开。

3.倒入洗净的水发大米、水发薏米、水发莲子、水发红豆搅拌均匀。

4.盖上盖，烧开后用小火煮30分钟，至食材软烂。

5.揭开盖，用勺搅动片刻，关火后将煮好的粥盛出，装入汤碗中即可。

营养分析：防止黑色素沉着，补水美白。

绿豆知母冬瓜汤

每百克热量：**72**千卡
建议食量：**200**克

食材：冬瓜240克，水发绿豆60克，知母和盐少许。

做法：

1.洗净的冬瓜切块，水发绿豆、知母洗净，备用。

2.砂锅中加入适量清水烧热，倒入备好的水发绿豆、知母、冬瓜，搅拌均匀。

3.盖上盖，烧开后用小火煮约30分钟至食材熟透。

4.揭开盖，放入少许盐。

5.拌匀，煮至食材入味，关火后盛出煮好的汤料即可。

营养分析：可控制体内糖类转化为脂肪，防止脂肪堆积，排毒养颜。

凉拌手撕鸡

每百克热量：**129**千卡
建议食量：**200**克

食材：熟鸡胸肉160克，红椒、青椒各20克，葱花、姜末各少许，盐适量。

做法：

1.洗好的红椒、青椒切开，去籽，再切细丝，待用。

2.把熟鸡胸肉撕成细丝，待用。

3.取一个碗，倒入熟鸡肉丝、青椒、红椒、葱花、姜末，加入盐，搅拌均匀，至食材入味。

4.将拌好的食材装入盘中即成。

营养分析：补充人体所需蛋白，增强身体活力。

菌菇烧菜心

每百克热量：**30**千卡
建议食量：**200**克

食材：杏鲍菇50克，鲜香菇30克，菜心95克，盐和食用油适量。

做法：

1.将洗净的杏鲍菇、鲜香菇切成小块。

2.锅中加入适量清水烧开，倒入杏鲍菇、香菇拌匀，略煮一会儿，捞出食材，沥干水分，待用。

3.锅中加入适量清水和食用油烧热，倒入焯过水的食材，用中小火煮10分钟至食材熟软，加入盐，拌匀，放入菜心，拌匀，煮至变软。

4.关火后盛出锅中的食材即可。

营养分析：补充人体所需维生素和微量元素。

牛肉海带汤饭

每百克热量：**65**千卡
建议食量：**200**克

食材：冷米饭150克，高汤270毫升，水发海带15克，牛肉35克，葱花少许，盐和食用油适量。

做法：

1.洗好的海带切小块，洗净的牛肉剁碎。

2.炒锅放食用油烧热，倒入牛肉碎，快速翻炒至变色。

3.倒入海带，翻炒均匀，加入冷米饭。

4.分次加高汤，炒至米饭松散。

5.加入少许盐，炒匀调味，撒上葱花，翻炒出葱香味。将炒好的米饭盛出，装入碗中即可。

营养分析：补充蛋白质，保证机体营养。

小白菜炒黄豆芽

每百克热量：**58**千卡
建议食量：**200**克

食材：小白菜120克，黄豆芽70克，红椒25克，蒜末、葱段少许，盐和食用油适量。

做法：

1.将洗净的小白菜切成段，红椒切成丝。

2.用食用油起锅，放入蒜末爆香，倒入黄豆芽，炒匀。

3.放入小白菜、红椒，炒至熟软，加盐炒匀调味，撒上葱段。

4.关火，盛出炒好的菜肴，装入盘中即可。

营养分析：可促进皮肤细胞代谢，防止皮肤粗糙及色素沉着，使皮肤亮洁，延缓衰老。

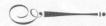

第4天菜谱

水饺

◆每百克热量：**80**千卡
◆建议食量：**200**克

食材：白菜65克，豆腐70克，南瓜80克，洋葱45克，猪肉末75克，鸡蛋1个，饺子皮适量，盐、生粉、食用油适量。

做法：
1.南瓜切粒，洋葱切细末，豆腐压碎，白菜切碎。
2.取豆腐、南瓜、白菜、洋葱、猪肉末，加盐拌匀。
3.鸡蛋打入碗中，搅散；将蛋液倒入装有上面食材的碗中，拌匀。加生粉，拌匀至起筋，制成馅料。
4.取饺子皮，放馅料，包好，收紧口，制成饺子生坯。
5.开水锅中放入饺子生坯，轻轻拌匀防止粘在一起。加冷水，中火煮10分钟，关火后盛出即可。

营养分析：丰富的粗纤维能促进肠壁蠕动，可预防和治疗便秘。

蒜蓉油麦菜

◆每百克热量：**15**千卡
◆建议食量：**200**克

食材：油麦菜220克，蒜蓉少许，盐和食用油适量。

做法：
1.洗净的油麦菜由菜梗处切开，再切成条形，备用。
2.用食用油起锅，倒入蒜蓉爆香，放入油麦菜，用大火快炒，加入少许清水，炒匀。
3.加入盐，翻炒至食材入味。
4.关火后盛出炒好的菜肴，装入盘中即可。

营养分析：促进血液循环，改善睡眠。

黑豆炖鸡汤

◆每百毫升热量：**170**千卡
◆建议食量：**200**毫升

食材：乌鸡肉250克，水发黑豆70克，姜片、葱段各少许，盐适量。

做法：
1.将洗净的乌鸡肉切成小块。锅中注水烧开，倒入乌鸡肉块，搅匀，煮1分钟，焯去血水。捞出焯过水的乌鸡肉块，装盘。
2.砂锅中加入适量清水，倒入洗好的水发黑豆。
3.放入乌鸡肉块、姜片。
4.烧开后，用小火炖约30分钟至乌鸡肉块熟透，加盐，拌匀调味。
5.关火，将煮好的汤料盛出，装入碗中，放上葱段即可。

营养分析：促进消化，防止便秘发生。

银耳枸杞炒鸡蛋

◆每百克热量：**176**千卡
◆建议食量：**200**克

食材：水发银耳100克，鸡蛋3个，枸杞10克，葱花少许，盐和食用油适量。

做法：
1.将洗净的水发银耳去除根部，切成小块。
2.鸡蛋打入碗中，加入盐，打散调匀。
3.将水发银耳倒入开水锅中，放少许盐，煮至断生后捞出。
4.用食用油起锅，倒入蛋液，炒熟后盛出，锅底留油，待用。
5.倒入水发银耳、鸡蛋、枸杞、葱花，翻炒均匀。加入盐，快速翻炒至入味，盛出炒好的菜肴。

营养分析：膳食纤维可帮助胃肠蠕动，减少脂肪吸收。

鸡汤肉丸炖白菜

◆每百克热量：**83**千卡
◆建议食量：**200**克

食材：白菜170克，猪肉丸240克，鸡汤350毫升，盐适量。

做法：
1.将洗净的白菜切去根部，切开；在猪肉丸上切花刀，备用。
2.砂锅中加入适量清水烧热，倒入备好的鸡汤，放入猪肉丸。
3.盖上盖，烧开后用小火煮约20分钟，揭盖，倒入白菜，拌匀。
4.加入盐，拌匀调味，用大火煮5分钟至食材入味。
5.关火后盛出锅中的菜肴即可。

营养分析：白菜中铁、钙、镁、维生素A等的含量比较丰富，常吃能增强抵抗力。

胡萝卜丝炖豆腐

◆每百克热量：**65**千卡
◆建议食量：**150**克

食材：胡萝卜85克，豆腐200克，蒜末、葱花各少许，盐和食用油适量。

做法：
1.豆腐切方块，将豆腐块略煮一会儿。胡萝卜切细丝。
2.倒入胡萝卜丝，搅匀，煮至七成熟，捞出食材，沥干水分。
3.用食用油起锅，放蒜末爆香，倒入豆腐块、胡萝卜丝翻炒均匀。
4.加入清水，加入盐，续煮至食材入味。
5.关火，盛出锅中的食材，撒上葱花即成。

营养分析：补充维生素和蛋白质，增强活力。

第5天菜谱

红豆黑米豆浆

◆每百毫升热量：**56**千卡
◆建议食量：**200**毫升

食材：水发红豆、水发黄豆各50克，水发黑米45克。

做法：

1.将浸泡好的水发红豆、水发黄豆、水发黑米倒入碗中，加入适量清水，搓洗干净。

2.将洗净的食材倒入滤网，沥干水分，备用。

3.沥干水的水发红豆、水发黄豆、水发黑米倒入豆浆机中，加水至水位线，盖上豆浆机机头，选择"五谷"程序，开始打浆。

4.待豆浆机运转约15分钟后，断电，取下机头。豆浆倒入滤网中，过滤豆浆。

5.将过滤好的豆浆倒入碗中，待微凉后即可饮用。

营养分析：防止黑色素沉着，美容养颜。

椒香南瓜

◆每百克热量：**48**千卡
◆建议食量：**200**克

食材：南瓜350克，红椒15克，高汤600毫升，蒜末、姜末、葱丝各适量，盐适量。

做法：

1.南瓜切成厚片，红椒切成粒。取一碗，加适量盐、高汤、红椒粒、姜末，搅散。

2.放蒜末，拌匀，调成味汁。取蒸盘，放入南瓜片，摆放整齐，再倒入味汁，待用。

3.蒸锅烧开，放入蒸盘，中火蒸约20分钟至熟透，取出。

4.炒锅置火上，倒高汤，大火烧热，加盐，调成芡汁。

5.关火盛出，浇在蒸盘里的菜上，撒葱丝即可。

营养分析：补充维生素，增强人体活力。

苦瓜瘦肉汤

◆每百毫升热量：**81**千卡
◆建议食量：**200**克

食材：柴胡12克，川贝10克，苦瓜200克，猪瘦肉200克，盐适量。

做法：

1.洗好的苦瓜去籽，切成段；洗净的猪瘦肉切成丁，备用。

2.砂锅中加水烧开，倒入洗净的柴胡、川贝，放入猪瘦肉丁。撇去浮沫，放入切好的苦瓜，盖上盖，烧开后用小火炖1小时，至食材熟透。

3.揭开盖，放入少许盐，搅拌片刻，至食材入味。

4.将煮好的汤料盛出，装入碗中即可。

营养分析：美容养颜，补充肌肤水分。

美味生鱼馅饼

◆每百克热量：**93**千卡
◆建议食量：**150**克

食材：鱼肉末230克，牛奶60毫升，姜末、葱花各少许，盐和食用油适量。

做法：

1.取大碗，放入鱼肉末，加入盐、油，倒入牛奶，搅拌均匀，腌渍10分钟。

2.在盘中和模具上抹上食用油，将搅拌好的鱼肉填入模具，制成数个鱼饼生坯，装入盘中，待用。

3.煎锅置于火上，将鱼饼生坯双面煎至焦黄。

4.关火后将煎好的鱼饼盛出，装入盘中即可。

营养分析：补充蛋白质，增强抵抗力。

冬瓜薏米煲水鸭

◆每百克热量：**145**千卡
◆建议食量：**200**克

食材：鸭肉400克，冬瓜200克，水发薏米50克，姜片少许，盐适量。

做法：

1.冬瓜切小块，鸭肉斩小块；锅中加水烧开，放入鸭肉块，焯去血水，捞出。

2.砂锅中加水烧开，放姜片，倒入水发薏米，放鸭肉块，搅匀。

3.盖上盖，烧开后用小火炖20分钟，至薏米熟软。揭盖，放入冬瓜，搅匀，用小火炖15分钟，至食材熟烂。

4.揭盖，加适量盐，搅匀调味。

5.关火后盛出锅中的菜即可。

营养分析：补充维生素和蛋白质，降低血压。

香菇扒油麦菜

◆每百克热量：**68**千卡
◆建议食量：**150**克

食材：油麦菜400克，香菇70克，彩椒50克，盐和食用油各适量。

做法：

1.油麦菜洗净，香菇切小块，彩椒切丝。

2.开水锅中放入食用油，倒入油麦菜，煮至熟软，捞出待用。

3.沸水锅中倒入香菇，煮约半分钟，捞出。

4.用食用油起锅，放入清水、香菇、盐拌匀，煮至沸。

5.炒至汤汁收浓，关火待用。取一盘，摆上油麦菜，放入炒好的食材，撒上彩椒丝即可。

营养分析：油麦菜所含的膳食纤维和维生素C，有消除多余脂肪的作用。

运动要跟上：每天散步

散步是一种简单、健康的运动方法，既可促进血液循环，预防心脏病，促进肺功能，还能促进消化，减轻体重，降低血糖。此外，散步还可缓解精神紧张，消除疲劳。吃完轻断食的食物后，去户外散步半个小时，就能帮助你消耗掉75千卡的热量噢！

散步的正确方法

散步的运动量要适中

散步可快可慢，可远可近，可根据个人情况进行调整。最快的是疾步快走，和小跑差不多，步速可在5千米/小时左右，这种步速仅适合年轻人。年纪稍大的人步速保持在1.8~2千米/小时比较合适，即每分钟走30~35米。散步时，应量力而行，循序渐进。在状态好的情况下，原先每天走5圈，今天可以多走2圈；原先用15分钟走完全程，今天可以稍微加快速度，用12分钟走完。反之亦然。标准的运动量是微微出汗正好，如果大汗淋漓、上气不接下气则是运动过量，必须调整。

注意散步的姿势

散步时，尽量抬头挺胸，微微收腹收臀，两肩放松，手臂自然下垂，前后摆动。散步时，足跟先着地，再过渡到前脚掌。步幅因人而异，个子高、年轻、身体素质好的，可以大步走；反之则步幅减小。如果步速较快，可以加上屈肘摆臂的动作。

注意事项

①散步要远离空气污染重的地区和时间段，清晨污染重，应在太阳出来以后再走；最好选操场、小区、河边等地方。

②年纪大的要尽量走平路或缓坡，少走台阶和坑坑洼洼的路，以免对关节造成损伤。

③最好选一双鞋底较软、较厚的旅游鞋或慢跑鞋。

1.我一向爱干净，可自从轻断食后，我发现自己有口臭，是否要停止轻断食？

引起轻断食者口臭的主要原因是酮体，当身体燃烧脂肪时，体内会积累这种物质，从而出现口臭；但轻断食日结束后，口臭便会慢慢消失，千万不要因受不了口中异味而停止轻断食。建议多喝点水，或嚼口香糖，以改善口臭。

2.以前我从不便秘，可进行轻断食没几天，我就便秘了，该怎么办？

如果轻断食后，出现便秘，不要慌张，正常饮食那几天便会逐渐恢复过来。为防止再次出现便秘的情况，轻断食日一定要摄取最大分量的蔬菜和水果，还要多喝水；无须轻断食的日子里，也一定要摄取充足的纤维素食物，增强肠胃的蠕动。

3.前几天我来月经了，是否要等经期结束后，再继续轻断食？

轻断食的饮食以营养全面、均衡合理为原则，只是要求在1周的2天里控制热量的摄取，其余5天正常进食。轻断食那2天，蛋白质、脂肪、维生素、糖类等都会适量摄取。女性朋友可错开经期前3天，其余几天可以轻断食，不会对月经造成不良影响。

有问题，怎么办

4.轻断食到了晚上，我恐怕非常辛苦，无法坚持，该怎么办？

这种情况发生在多数轻断食者身上。如果现在你开不了，可以吃个小零食，或者把晚饭时间往后推迟，为了能保持你的饥饿，最好能吃一样东西推迟到晚上不会偏离太远，比如七点左右。这样稍晚食用的那几餐轻断餐，可以增加你的饱腹感，但不可超过规定的热水量。

5.我的睡眠质量一向不高，轻断食会影响睡眠么？

睡眠质量差可能与不良情绪、工作压力大、不正确的睡眠习惯等因素有关，轻断食可以启动无数的修复基因，改善新陈代谢，缓解压力，还能改善各种不良情绪，提升你的心情及身心安适的感觉，让你的睡眠质量得到提高。

113

轻断食经验分享会

☞ 年龄:
28岁

☞ 职业:
副经理

☞ 轻断食多长时间:
1个月

☞ 轻断食结果:
2.8千克

以前的我,特别喜欢吃炸鸡、烧烤,体重一度升到160斤。自从接触轻断食后,我开始了解这类零食对身体的坏处,并跟着轻断食的饮食方法开始节食,不久后,感觉自己能抵住它们的诱惑,身体也轻快了不少。

☞ 年龄:
40岁

☞ 职业:
服装设计师

☞ 轻断食多长时间:
3个月

☞ 轻断食结果:
4.5千克

轻断食没多久,我便出现了便秘,后来我遵照轻断食的原则,吃足够的蔬菜、水果,补充膳食纤维和水分,没过多久便好了,这对我是一个极大的鼓励。公司一起轻断食的同事说,她也出现了便秘的情况,有点担心。我将这个方法告诉她,没想到她的便秘也得到了改善。

☞ 年龄:
25岁

☞ 职业:
插画师

☞ 轻断食多长时间:
5个月

☞ 轻断食结果:
6千克

有一次轻断食刚好碰上"大姨妈"了,开始我还有点不知所措。后来,一同轻断食的姐妹告诉我,经期前三天最好不要轻断食,要多补充蔬果等纤维素食物,后面几天再轻断食也不迟。确实如此,那三天一过,我便恢复了轻断食,感觉很不错哩!

我的轻断食记录

轻断食第1天	
早餐	
午餐	
加餐	
晚餐	

轻断食第2天	
早餐	
午餐	
加餐	
晚餐	

正常饮食餐单

第 *1* 天

第 *2* 天

第 *3* 天

第 *4* 天

第 *5* 天

轻断食
成果

减重：　　　　胸围：　　　　腰围：　　　　臀围：

感受：

Orange

Cantaloupe

Pear

Strawberry

Tomatoes

Banana

Banana

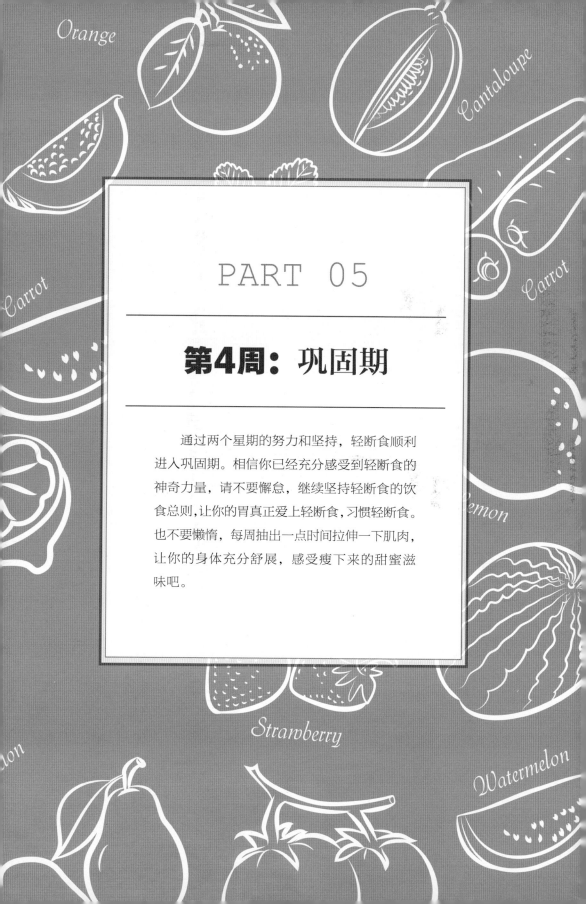

PART 05

第4周：巩固期

　　通过两个星期的努力和坚持，轻断食顺利
进入巩固期。相信你已经充分感受到轻断食的
神奇力量，请不要懈怠，继续坚持轻断食的饮
食总则，让你的胃真正爱上轻断食，习惯轻断食。
也不要懒惰，每周抽出一点时间拉伸一下肌肉，
让你的身体充分舒展，感受瘦下来的甜蜜滋
味吧。

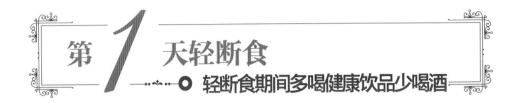

第1天轻断食
轻断食期间多喝健康饮品少喝酒

你很棒哦！现在已经是轻断食的第 4 周了，你的身体现在已经非常适应且习惯轻断食的状态了。进入这一时期仍旧不能过于松懈哟！还是有许多小细节需要注意的,例如轻断食期间应该尽量少喝酒。酒精类饮品其实含有很高的热量,100 毫升的红葡萄酒的热量约有 74 千卡, 1 杯容量为 250 毫升、酒精含量为 13% 的酒的热量则约有 240 千卡。因此, 为了保证轻断食的效果, 轻断食的 2 天里尽量不要喝酒。

轻断食期间的你可以尝试低热量的茶水,如果想丰富自己的口感, 种类繁多, 低热量好喝的花草茶和水果茶都是不错的选择。多补充水分还可以产生饱足感,并且预防便秘呢!

坚持就是胜利! 开始新一周的轻断食吧!

专业营养师推荐餐单（第1天：500~600千卡）

进餐	餐单
早餐	酸奶水果杯150克（84千卡）、红豆小米粥150毫升（69千卡）
午餐	白灼鲜虾100克（100千卡）、小炒菠菜100克（46千卡）
加餐	圣女果150克（33千卡）、黄瓜柠檬水200毫升（20千卡）
晚餐	彩椒胡萝卜沙拉200克（76千卡）

酸奶水果杯

食材： 火龙果130克，苹果80克，橙子70克，酸奶75克。

做法：

1.将火龙果、橙子、苹果清洗去皮后各取果肉，切小块。

2.取一个干净的玻璃杯。

3.将已经切好的火龙果、橙子和苹果放入玻璃杯中，均匀地淋上酸奶即可。

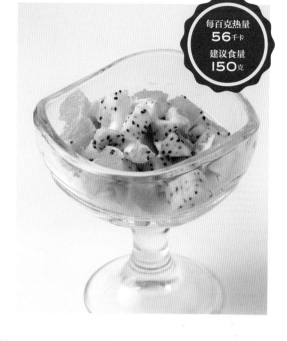

每百克热量
56千卡
建议食量
150克

营养分析：

含有膳食纤维、维生素和矿物质等营养成分，具有减肥瘦身、改善便秘、美容养颜等功效，适合女性经常食用。

 ## 红豆小米粥

食材： 红豆20克，小米50克，大米30克。

做法：

1.红豆、大米挑拣干净，用清水洗净，倒入锅中，加适量水浸泡2小时。

2.小米用清水淘洗干净，倒入锅中。

3.选取电饭煲1小时煮粥功能，煮至粥黏稠即可。

每百毫升热量
46千卡
建议食量
150毫升

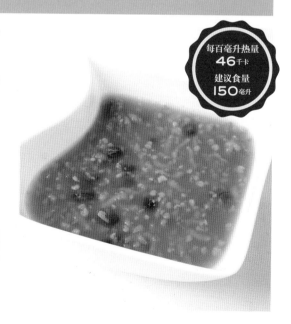

营养分析：

含丰富的蛋白质、脂肪和维生素，可减少皱纹、色斑，常喝能养出面部好气色。

白灼鲜虾

食材： 鲜虾150克，姜、蒜、香醋少许。

做法：

1.大蒜切细，放香醋备用；姜切片。

2.锅洗净，放少量水，加姜片。

3.煮开后放鲜虾，略翻一下，虾变红色即熟捞起。

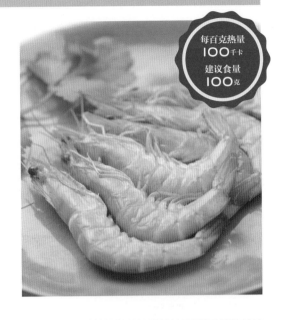

每百克热量
100千卡
建议食量
100克

营养分析：

含有优质蛋白质和丰富的钾、碘、维生素A、氨茶碱等成分，有抗早衰的功效。

  ## 小炒菠菜

每百克热量
46千卡
建议食量
100克

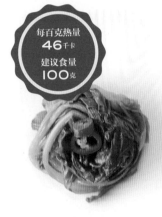 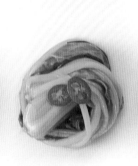 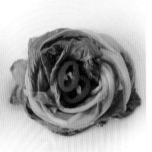

食材： 菠菜150克，盐和食用油适量。

做法：

1.菠菜洗净去根，焯水捞出。

2.热锅放食用油，倒入菠菜，大火翻炒均匀，加盐调味，盛出即可。

营养分析：

补钙补铁，促进生长发育，增强免疫力，促进肠道蠕动。

黄瓜柠檬水

食材： 纯净水1000毫升，冰块2杯，柠檬1个，黄瓜10片。

做法：

1.将所有食材洗净，黄瓜切片，柠檬切片。

2.将切好的食材放入纯净水中，加入冰块，密封好后放入冰箱中，放置一晚后第2天即可食用。

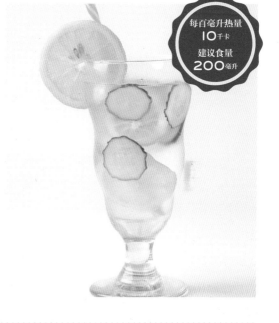

每百毫升热量
10千卡
建议食量
200毫升

营养分析：

补充维生素，排出毒素，具有为皮肤补充水分、美白肌肤的功效。

 # 彩椒胡萝卜沙拉

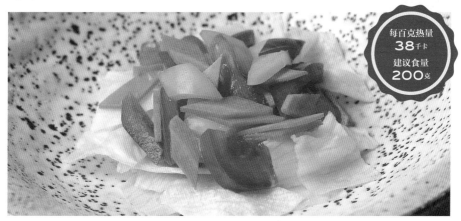

每百克热量
38千卡
建议食量
200克

食材： 彩椒100克，胡萝卜80克，番茄50克，包菜50克，盐、白醋、橄榄油适量，罗勒叶少许。

做法：

1.彩椒、胡萝卜、番茄、包菜、罗勒叶洗净切好。

2.将彩椒、胡萝卜焯水，捞出和其他材料一起摆入盘中，淋上白醋、橄榄油，加盐调味拌匀即可。

营养分析：

富含多种维生素及微量元素，不仅可改善黑斑及雀斑，还有消暑等功效。

121

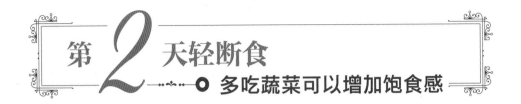

第2天轻断食
◎ 多吃蔬菜可以增加饱食感

现在是这周轻断食的第2天了,你做得非常好! 轻断食的餐单里除了高蛋白、低脂乳制品和健康油脂外,还有大量的蔬菜和水果。蔬菜与水果所含的糖类跟其他食物相比要低很多,热量也低很多。可是要注意哦,最好不要用水果来代替蔬菜,因为与蔬菜相比,水果的热量要高出许多,100克的大白菜的热量仅有17千卡,但是100克的苹果却有52千卡。因此,既想大快朵颐但是又要满足低热量的饮食要求,蔬菜是你轻断食期间的最佳选择哦! 因此虽然水果不可以代替蔬菜,但是可以用蔬菜来代替水果。

经过了一段时间的轻断食,你是不是有一种身轻体快的轻盈感呢? 成功就在眼前了,加油哦!

⊛⊛ 专业营养师推荐餐单(第2天: 500~600千卡)

进餐	餐单
早餐	白萝卜冬瓜豆浆150毫升(42千卡)、水煮蛋1个(70千卡)
午餐	双色花菜沙拉200克(96千卡)、玉米鸡蛋羹150克(141千卡)
加餐	菊花茶300毫升(45千卡)
晚餐	西瓜芒果酸奶150毫升(51千卡)、白灼生菜200克(72千卡)

白萝卜冬瓜豆浆

食材： 水发黄豆60克，冬瓜15克，白萝卜15克，盐少许。

做法：

1.将洗净去皮的冬瓜、白萝卜切块。

2.把浸泡8小时的水发黄豆和冬瓜、白萝卜一起倒入豆浆机，加适量清水，打成豆浆。

3.用滤网滤取豆浆，倒入碗中，加少许盐，拌匀调味即可饮用。

营养分析：
含有丰富的维生素A、维生素C等各种维生素，有嫩肤美颜、降压降脂的功效。

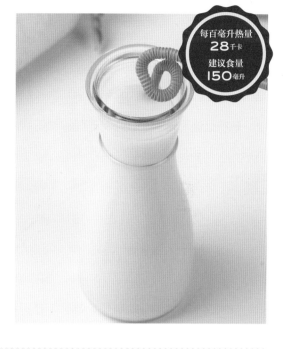

每百毫升热量
28千卡
建议食量
150毫升

 # 双色花菜沙拉

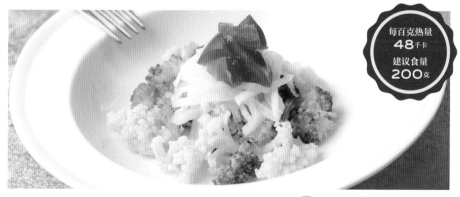

每百克热量
48千卡
建议食量
200克

食材： 西蓝花、花菜各100克，白萝卜丝30克，番茄50克，橄榄油、白醋、盐各适量。

做法：

1.西蓝花、花菜洗净，择小朵；番茄洗净，切块。

2.西蓝花、花菜放沸水中焯熟，捞出待晾。

3.用一个碗装上番茄块、白萝卜丝，已焯好的西蓝花、花菜，将橄榄油、白醋、盐淋上拌匀即可。

营养分析：
含有蛋白质、维生素和胡萝卜素等，营养丰富，可以增强抗病能力和机体抵抗力。

123

玉米鸡蛋羹

食材： 玉米粒50克，鸡蛋2个，鲜豌豆50克，香菇30克，冬笋20克，牛奶少许，葱1根，姜、盐、食用油、料酒、淀粉各适量。

做法：

1.鲜豌豆放入热水中泡一下，捞出放入凉水中泡凉。鸡蛋打散备用。

2.炒锅烧热，加食用油，用葱、姜、料酒煸锅。

3.倒入豌豆、香菇、冬笋，倒入玉米粒、鸡蛋液、牛奶和盐，煮熟后加入淀粉勾芡即可。

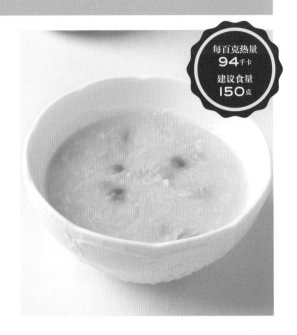

每百克热量
94千卡
建议食量
150克

营养分析：

营养丰富，易消化，健脑防衰老，利于肠道健康，是健康的减肥食品。

菊花茶

食材： 枸杞15克，菊花10克。

做法：

1.用清水将枸杞清洗干净，捞出沥干水分后放入盘中，待用。

2.将备好的菊花放入另一个茶杯，加入适量温开水，冲洗后倒出杯中的水，备用。再次向杯中加入适量开水，至九分满。

3.撒上枸杞，焖一会儿，趁热饮用即可。

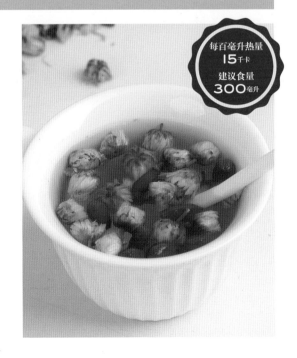

每百毫升热量
15千卡
建议食量
300毫升

营养分析：

含有多种维生素和矿物质，可增强免疫力。

西瓜芒果酸奶

食材： 西瓜200克，芒果100克，酸奶50克。

做法：

1.西瓜取瓜肉切小块；芒果洗净，取果肉切小块。

2.取出准备好的榨汁机，选择搅拌刀座组合，倒入切好的水果，盖好盖子。

3.选择"榨汁"功能，榨出果汁。

4.断电后倒出果汁，装入杯中，再加入备好的酸奶，点缀少许芒果果肉，冷藏后即可饮用。

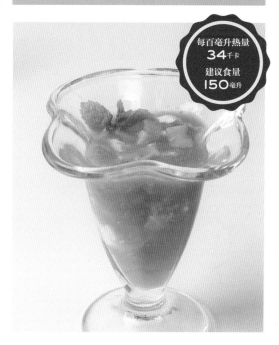

每百毫升热量 **34**千卡 建议食量 **150**毫升

营养分析：

含有蛋白质、维生素等营养成分，可助消化、预防视力减退、促进肠蠕动。

 ## 白灼生菜

食材： 生菜150克，盐、食用油适量。

做法：

1.生菜拨开洗净，备用。

2.锅内烧开水，加入少许食用油，放入生菜焯水。将生菜捞出沥干水分整齐摆放在盘子里即可。

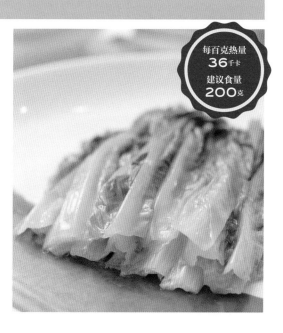

每百克热量 **36**千卡 建议食量 **200**克

营养分析：

营养丰富，含有大量β-胡萝卜素、抗氧化物、维生素等，可消除多余脂肪。

更多轻断食食谱

芋头糙米粥

食材： 水发糙米80克，去皮芋头140克，桃仁少许。

做法：

1.洗净去皮芋头，切丁待用。

2.砂锅中加入适量清水，倒入洗净的水发糙米拌匀，加盖用大火煮开后转小火煮40分钟至食材变软。

3.揭盖，倒入切好的芋头丁，搅匀。加盖，续煮30分钟至熟。

4.揭盖，搅拌几下，关火后盛出煮好的粥。

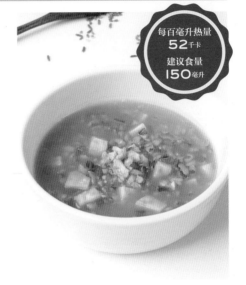

每百毫升热量
52千卡
建议食量
150毫升

营养分析：

含有丰富的营养物质，性质温和，可滋养脾胃、润泽肌肤。

番茄滑蛋

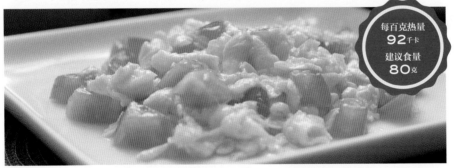

每百克热量
92千卡
建议食量
80克

食材： 番茄100克，鸡蛋2个，盐、食用油、淀粉各适量。

做法：

1.番茄切丁备用。

2.鸡蛋打散与淀粉、水和盐混合搅拌均匀。锅中倒入食用油烧热，放入鸡蛋液，以最小火慢慢将蛋煎至七成熟。

3.放入番茄丁翻炒至熟即可盛盘。

营养分析：

营养丰富，风味独特，具有减肥瘦身、消除疲劳、增进食欲、减少胃胀食积等功效。

果汁牛奶

食材：芒果100克，纯牛奶100毫升，蜂蜜少许。

做法：

1.芒果去皮取肉，切小块。

2.取榨汁机，倒入适量的芒果块，榨出果汁。

3.将榨好的果汁倒入杯中，加入适量的纯牛奶以及蜂蜜，搅拌均匀即可饮用。

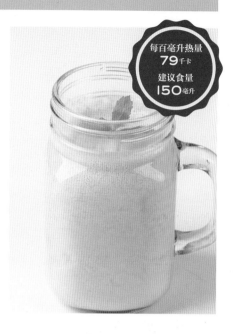

每百毫升热量
79千卡
建议食量
150毫升

营养分析：

含有多种维生素、有机酸及矿物质等营养成分，易消化吸收，可调节人体新陈代谢，帮助通便及降低胆固醇。

 ## 板栗燕麦豆浆

食材：水发黄豆50克，板栗肉20克，水发燕麦30克，白糖适量。

做法：

1.将洗净的板栗肉切小块；把已浸泡8小时的水发黄豆倒入碗中，再放入水发燕麦，加入适量清水，搓洗干净。

2.把洗净的食材放入滤网，沥干水分，再倒入豆浆机中，加入板栗块，倒入适量清水，启动豆浆机，榨成豆浆。

3.把榨好的豆浆倒入滤网，滤去豆渣，加入适量白糖，搅拌均匀至其溶化，倒入碗中即可。

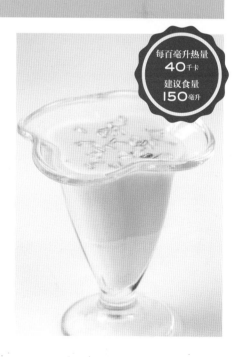

每百毫升热量
40千卡
建议食量
150毫升

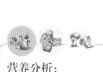

营养分析：

营养全面，易消化吸收，可促进肠道蠕动，防止便秘，调节胃肠功能，健身壮骨，消除疲劳。

春色满园

食材： 鲜虾50克，玉米粒20克，西蓝花50克，豌豆粒少许，盐、水淀粉、胡椒粉、料酒适量，食用油少许。

做法：

1.鲜虾去头去壳留尾，挑去虾线，洗净后沥干，调入少许料酒、胡椒粉和盐腌渍10分钟。

2.西蓝花切小朵；豌豆粒、玉米粒过水焯熟，装碗备用。

3.将西蓝花放入加有少许食用油、盐的沸水中快速焯烫后捞出，装碗备用。

4.锅内加水烧热，放入虾焯熟。

5. 将所有材料放入锅中翻炒，倒入水淀粉快速搅匀后关火，再调入适量盐搅匀即可。

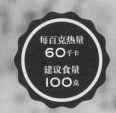

每百克热量
60千卡
建议食量
100克

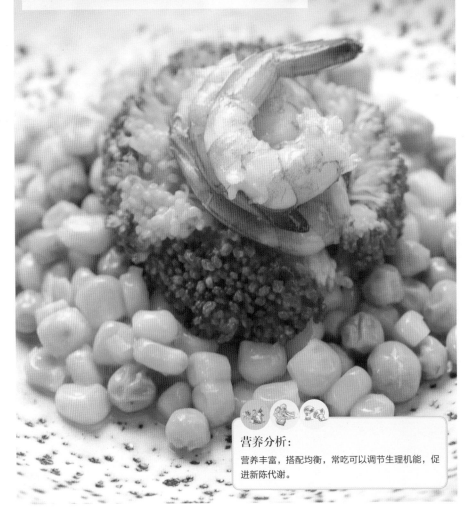

营养分析：

营养丰富，搭配均衡，常吃可以调节生理机能，促进新陈代谢。

山药炒肚片

食材： 山药300克，熟猪肚200克，青椒、红椒各40克，姜片、蒜末少许，食用油、盐、葱段适量。

做法：

1.山药洗净去皮切片，泡在水中备用。

2.青椒、红椒去籽切块；熟猪肚切丝，装碗备用。

3.锅中加水烧开，放食用油、红椒、青椒、山药，煮至八成熟后捞出，装碗备用。

4.起食用油锅，爆香姜片、蒜末、葱段，倒入所有的食材，加盐炒入味即成。

营养分析：

含有多种微量元素、维生素和矿物质，热量低，有减肥健美、促消化、增强人体免疫功能、延缓衰老的功效。

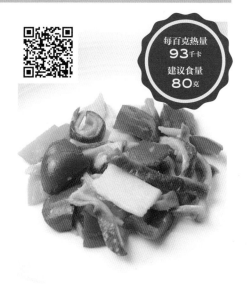

每百克热量
93千卡
建议食量
80克

 ## 鲍汁杏鲍菇

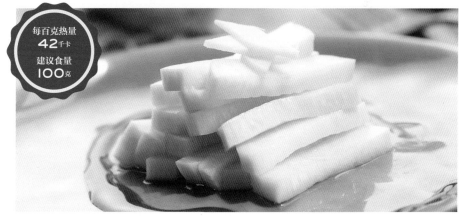

每百克热量
42千卡
建议食量
100克

食材： 杏鲍菇200克，鲍鱼汁、盐、姜片、淀粉适量。

做法：

1.将洗净的杏鲍菇切条。

2.根据口味，用鲍鱼汁、盐、姜片、水调好汤汁。

3.将切好的杏鲍菇放入汤汁中煮熟后，捞出摆盘，将汤留在锅中。

4.在锅中倒入淀粉勾芡，芡勾兑好后，淋于杏鲍菇上即可。

营养分析：

口感鲜嫩，味道清香，营养丰富，可提高人体免疫功能，具有消食、降血脂、润肠胃以及美容等作用。

芹菜炒土豆丝

食材： 土豆150克，芹菜100克，葱、盐、油、醋适量。

做法：

1. 芹菜去叶、根，切段；葱切末；土豆削皮，切细丝，放沸水中焯水，捞出过凉水沥干。
2. 将盐、醋放碗内，兑成汁。
3. 热油锅中放土豆丝、芹菜段翻炒，倒入兑好的汁，翻炒入味即可。

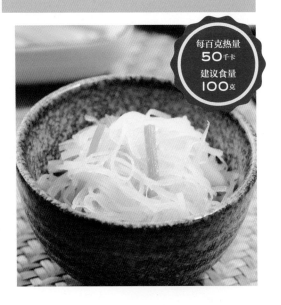

每百克热量 **50** 千卡
建议食量 **100** 克

营养分析：

富含多种维生素、无机盐和膳食纤维，能促进血液循环，刺激胃肠蠕动，利于排便，抗衰老，美白护肤。

 # 黄瓜彩椒炒鸭肉

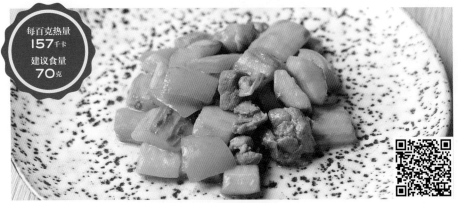

每百克热量 **157** 千卡
建议食量 **70** 克

食材： 鸭肉180克，黄瓜90克，彩椒30克，盐、水淀粉、葱段、生抽、料酒适量，食用油、姜片少许。

做法：

1. 洗净的彩椒切小块，洗净的黄瓜去籽切小块，装碗备用。
2. 将处理干净的鸭肉去皮，切丁装碗，加水淀粉、生抽、料酒腌渍约15分钟。
3. 用食用油滑锅，放姜片、葱段爆香，倒入鸭肉，快速翻炒至变色。
4. 淋料酒，放入彩椒、黄瓜，加盐、生抽、水淀粉，翻炒均匀，至食材入味。盛出炒好的菜肴，装盘即可。

营养分析：

富含蛋白质、糖类，营养价值高，易于消化，可美容美白。

上汤豆苗

食材： 豆苗100克，上汤150毫升，草菇少许，盐、食用油适量。

做法：

1.豆苗掐去根部老的部分，洗净，沥干水分待用。

2.草菇切薄片。

3.炒锅添少许食用油，加入草菇，炒几下，加上汤，改大火烧开。

4.大火将汤水熬到雪白，加入少许盐调味，将豆苗放入锅中，用筷子拨散立刻关火起锅，即可。

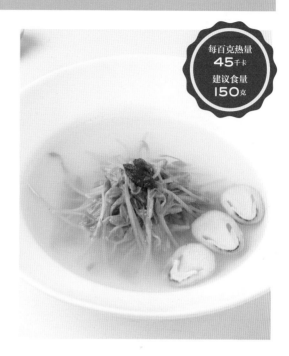

每百克热量
45千卡
建议食量
150克

营养分析：

营养丰富且绿色无公害，清香脆爽，鲜美独特，助消化，可使肌肤光滑柔软。

 ## 白灼菜心

食材： 菜心150克，红椒丝少许，蚝油少许。

做法：

1.洗净的菜心切去老根、老叶部分，焯水约1分钟，捞出，沥干水，待用。

2.另起锅，加入少量清水烧开，放入少许蚝油煮沸，制成调味汁。

3.将调味汁浇在菜心上，再放上红椒丝做装饰即可。

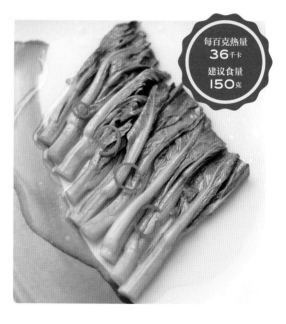

每百克热量
36千卡
建议食量
150克

营养分析：

品质脆嫩，风味独特，营养丰富，助消化，可杀菌、降血脂。

西蓝花芹菜苹果汁

食材： 熟西蓝花95克，苹果50克，芹菜50克。

做法：

1.将洗净的芹菜切小段，苹果取果肉切小块。

2.将熟西蓝花、芹菜段、苹果块倒入备好的榨汁机中，加纯净水至没过食材。

3.盖好盖子，启动榨汁机，榨取蔬果汁。

4.将榨好的蔬果汁倒入干净的杯子中即可。

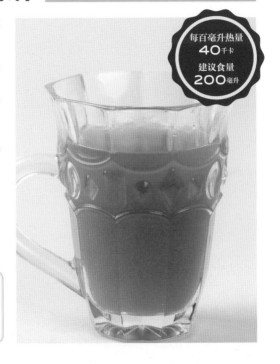

每百毫升热量
40千卡
建议食量
200毫升

营养分析：

含有蛋白质、维生素、矿物质等营养成分，提高机体免疫力、健肠胃、促消化。

 # 胡萝卜橙汁

食材： 胡萝卜100克，橙子80克。

做法：

1.胡萝卜去皮、洗净，切成厚片，再改切小块，备用。

2.橙子去皮、核，取果肉，切成小块，备用。

3.取榨汁机，倒入切好的蔬果，加入适量的纯净水，榨成汁。将榨好的蔬果汁装入杯中即成。

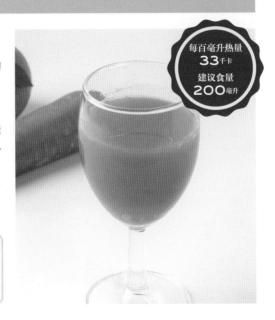

每百毫升热量
33千卡
建议食量
200毫升

营养分析：

富含维生素C和胡萝卜素等，可保护视力、美容养颜、润肤、抗衰老等。

绿色健康水

食材： 纯净水2000毫升，青苹果半个，黄瓜半根，鲜薄荷叶12片，柠檬半个。

做法：

1.将所有食材洗净，黄瓜、柠檬切片，青苹果切块。

2.将切好的食材放入纯净水中，密封好后放入冰箱中，放置一晚后第2天即可饮用。

每百毫升热量
13千卡
建议食量
200毫升

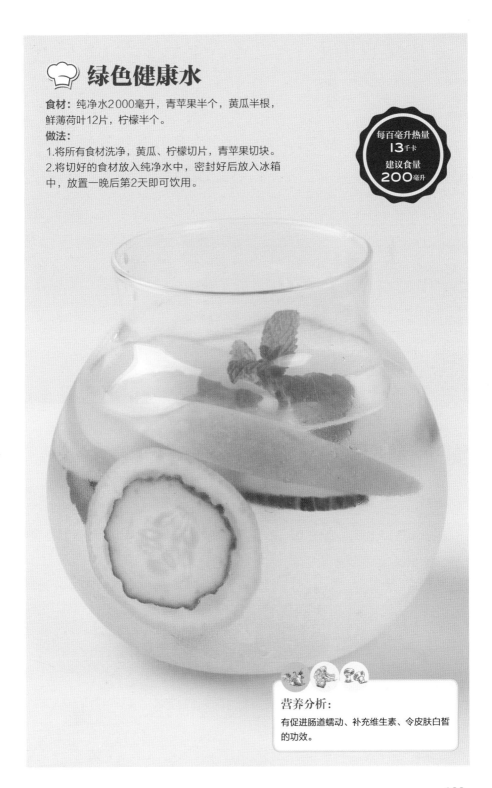

营养分析：

有促进肠道蠕动、补充维生素、令皮肤白皙的功效。

姜梨排毒水

食材： 纯净水3000毫升，梨2个，姜10片。

做法：

1.将梨洗净，切块。

2.将所有的食材放入纯净水中，密封好后放入冰箱中，放置一晚后第2天即可食用。

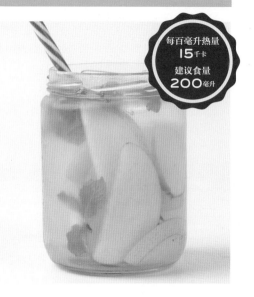

每百毫升热量 **15**千卡 建议食量 **200**毫升

营养分析：

富含膳食纤维，可帮助降低胆固醇含量，有助减肥。

 番茄豆芽汤

每百毫升热量 **10**千卡 建议食量 **200**毫升

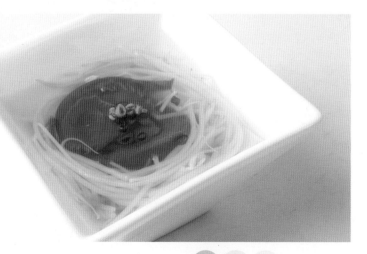

食材： 番茄50克，绿豆芽15克，葱花少许。

做法：

1.洗净的番茄切成瓣，待用。

2.砂锅置于火上，加入适量清水，用大火烧热。

3.倒入番茄、绿豆芽，拌匀。加盐，略煮一会儿至食材入味。关火后盛出煮好的汤料，装入碗中，撒上葱花即可。

营养分析：

具有减肥瘦身、消除疲劳、增进食欲、提高对蛋白质的消化、减少胃胀食积等功效。

海带豆腐汤

食材： 豆腐150克，水发海带丝120克，姜丝少许，冬瓜50克，盐和胡椒粉适量。

做法：

1.将洗净的豆腐切开，改切条形，再切小方块；洗净的冬瓜切小块，备用。

2.锅中加入适量清水烧开，撒上姜丝，放入冬瓜块，倒入豆腐块，再放入洗净的水发海带丝，拌匀。

3.用大火煮约4分钟，至食材熟透，加入盐、适量胡椒粉，拌匀，略煮一会儿至汤汁入味。关火后盛出煮好的汤料，装入碗中即成。

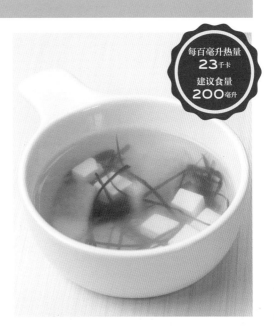

每百毫升热量
23千卡
建议食量
200毫升

营养分析：

富含氨基酸和蛋白质，热量低，有降脂瘦身、排毒美容的功效。

 # 圣女果黄瓜沙拉

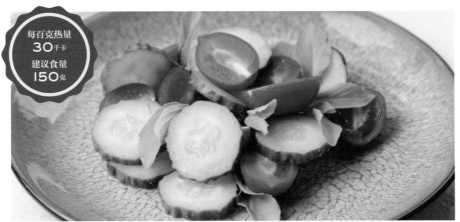

每百克热量
30千卡
建议食量
150克

食材： 圣女果150克，黄瓜100克，罗勒叶少许，橄榄油5克、盐、白醋适量。

做法：

1.圣女果清洗干净，切半。

2.黄瓜清洗干净，切成片状。

3.将上述食材装盘，加罗勒叶、橄榄油、盐、白醋，拌匀即可。

营养分析：

富含蛋白质、维生素、胡萝卜素等，有美白润肤、补血的功效。

轻断食 轻松瘦身不反弹

香芹彩椒沙拉

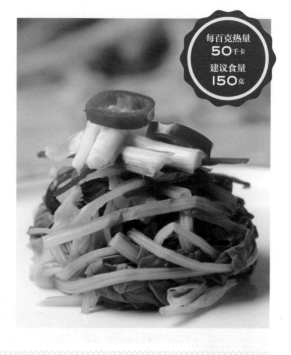

每百克热量
50千卡
建议食量
150克

食材： 香芹叶、菠菜各40克，葱、彩椒15克，白醋、盐、橄榄油适量。

做法：

1.香芹叶、菠菜洗净备用。

2.彩椒洗净，切成丝；葱洗净，取葱白切成小段。

3.将上述食材放碗中，加白醋、盐、橄榄油拌匀即可。

营养分析：

含有丰富的微量元素，促进肠道蠕动，帮助排除体内毒素。

鸡胸肉西芹沙拉

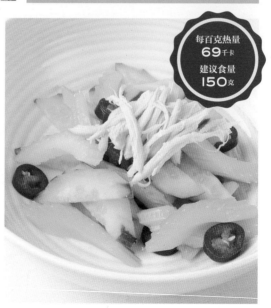

每百克热量
69千卡
建议食量
150克

食材： 鸡胸肉100克，黄瓜50克，西芹40克，红辣椒1个，蒜、白醋、盐、橄榄油、胡椒粉各适量。

做法：

1.把4杯水、盐、胡椒粉和蒜放入锅中，水沸后放入鸡胸肉，开中大火，煮沸后继续煮15分钟，捞出鸡胸肉，放凉后沥干，顺着纹路撕成条。

2.黄瓜切成斜片；西芹去掉叶子，切斜片；红辣椒切成圈。

3.将所有食材盛入盘中，淋上白醋、盐、橄榄油，拌匀即可。

营养分析：

富含矿物质及多种维生素，具有润肤、抗衰老等疗效。

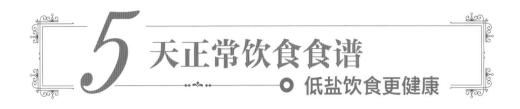

5 天正常饮食食谱
◎ 低盐饮食更健康

就算是正常饮食期间也要坚持低盐饮食哦！人体摄入的盐分过高，除了容易导致高血压，增加骨质疏松和中风的危险，也会对容貌造成影响。盐分摄取过多会导致面部细胞缺水，从而造成皮肤老化，促使皱纹出现。这也是爱美的女性最不希望出现的情况吧！

坚持低盐饮食吧，让你时刻充满健康新活力！

◎◎ 专业营养师推荐餐单（每天：1400~1700千卡）

时间	进餐	餐单
第1天	早餐	枸杞小米豆浆200毫升（74千卡）、炒米粉150克（300千卡）
	午餐	菠菜拌胡萝卜200克（80千卡）、银耳炒肉丝200克（300千卡）、莲子冬瓜汤200毫升（40千卡）、米饭1碗(100千卡)
	加餐	桃子1个（96千卡）
	晚餐	培根炒饭250克（238千卡）、海带豆腐冬瓜汤200毫升（168千卡）
第2天	早餐	鲜榨玉米汁200毫升（320千卡）、火腿三明治1个（400千卡）
	午餐	鱼肉蒸糕200克（208千卡）、枸杞拌菠菜200克（84千卡）、冬瓜皮瘦肉汤200毫升（168千卡）、红豆饭1碗（110千卡）
	加餐	杨桃1个（33千卡）
	晚餐	鸡蛋炒豆渣150克（137千卡）、芥蓝炒冬瓜150克（95千卡）、白菜粉丝牡蛎汤200毫升（106千卡）、米饭1碗(100千卡)

续表

时间	进餐	餐单
第3天	早餐	牛奶200毫升（108千卡）、水煮蛋1个（70千卡）、全麦方包1片（89千卡）
	午餐	佛手瓜炒鸡蛋200克（160千卡）、白萝卜丝炒黄豆芽200克（84千卡）、菠萝苦瓜鸡汤200毫升（156千卡）、紫米饭1碗（110千卡）
	加餐	西瓜200克（50千卡）
	晚餐	蒜炒南瓜200克（84千卡）、芥菜瘦肉豆腐汤200毫升（162千卡）、玉米馒头1个（143千卡）
第4天	早餐	窝窝头1个（117千卡）、紫薯南瓜粥200毫升（162千卡）、蒸水蛋1碗（95千卡）
	午餐	素炒海带结200克（104千卡）、清蒸鳕鱼150克（132千卡）、木耳丝瓜汤200毫升（166千卡）、米饭1碗（100千卡）
	加餐	香瓜200克（52千卡）
	晚餐	青椒炒白菜200克（138千卡）、青菜蒸豆腐200克（160千卡）、红薯饭1碗（95千卡）
第5天	早餐	芹菜粥200毫升（206千卡）、马来糕150克（430千卡）
	午餐	西芹黄花菜炒肉丝200克（202千卡）、冬瓜红豆汤200毫升（174千卡）、素炒香菇芹菜150克（130千卡）、米饭1碗（110千卡）
	加餐	苹果1个（52千卡）
	晚餐	马齿苋炒鸡蛋150克（122千卡）、上汤枸杞娃娃菜200克（84千卡）、馒头1个（113千卡）

第1天菜谱

枸杞小米豆浆

◆每百毫升热量：**37**千卡
◆建议食量：**200**毫升

食材：枸杞20克，水发小米30克，水发黄豆40克。

做法：

1.将已浸泡8小时的水发黄豆倒入碗中，再倒入浸泡4小时的水发小米，加清水洗净，备用。

2.把枸杞倒入豆浆机，再放入水发黄豆和水发小米，加入适量清水，至水位线即可，盖上豆浆机，选择"五谷"程序，开始打浆。

3.待豆浆机运转约15分钟后，将豆浆机断电，把煮好的豆浆倒入滤网中，滤取豆浆。

4.将豆浆倒入杯中，用汤勺撇去浮沫即可。

营养分析：营养全面，补充蛋白质，调节胃肠功能，抗衰老，增强人体活力。

菠菜拌胡萝卜

◆每百毫升热量：**40**千卡
◆建议食量：**200**克

食材：胡萝卜85克，菠菜200克，蒜末、葱花各少许，盐、食用油少许。

做法：

1.将胡萝卜切成丝，菠菜切段。

2.锅中加入适量清水烧开，加少许食用油、盐，倒入胡萝卜丝用大火煮约1分钟。

3.倒入菠菜段，拌匀，煮至熟软，捞出食材，沥干水分，待用。

4.沥干水的食材装入碗中，撒上蒜末、葱花，加入少许盐、食用油，快速搅拌一会儿，至食材入味。

5.取一个干净的盘子，盛入拌好的食材，摆好即成。

营养分析：富含类胡萝卜素、维生素、矿物质等营养素，通肠导便，补血抗衰老，促进新陈代谢。

银耳炒肉丝

◆每百克热量：**150**千卡
◆建议食量：**200**克

食材：水发银耳200克，猪瘦肉200克，红椒30克，姜片、蒜末、葱段各少许，盐、食用油、料酒各适量。

做法：

1.水发银耳切小块；红椒去籽切丝；猪瘦肉切丝，加调料，腌渍10分钟至入味。

2.锅中水烧开，加食用油、盐，倒入水发银耳，煮至沸腾，捞出。

3.油起锅，放姜片、蒜末爆香，倒入猪瘦肉丝、料酒，炒至变色，倒入水发银耳、红椒，加盐调味，撒葱段，炒匀，盛出装盘即可。

营养分析：含有蛋白质、氨基酸、矿物质及膳食纤维，减少脂肪吸收，达到减肥效果。

莲子冬瓜汤

◆每百毫升热量：**20**千卡
◆建议食量：**200**毫升

食材：冬瓜300克，莲子心6克，盐适量，食用油少许。

做法：

1.洗净的冬瓜去皮，切成小块，备用。

2.砂锅中加入清水烧开，倒入冬瓜块，放入莲子心，烧开后用小火煮约20分钟，至食材熟透。

3.揭开盖子，放入适量盐、少许食用油，拌匀。

4.将煮好的汤料盛出，装入碗中即可。

营养分析：营养丰富且结构合理，热量低，可防止人体发胖，帮助形体健美。

培根炒饭

◆每百克热量：**95**千卡
◆建议食量：**250**克

食材：培根45克，鲜香菇25克，彩椒70克，米饭160克，葱花、盐少许，食用油适量。

做法：

1.鲜香菇、彩椒切丁，培根切粒。

2.锅中加水烧开，放入鲜香菇丁、彩椒丁，加适量食用油，煮半分钟至断生，捞出待用。

3.用食用油起锅，放入培根粒，炒出香味，加香菇丁和彩椒丁，翻炒均匀。

4.倒入米饭，炒匀至散出香味，加盐调味，放葱花，翻炒均匀。

5.将炒好的米饭盛出，装入碗中即可。

营养分析：香气宜人，营养丰富，延缓衰老，提高人体抗病能力。

海带豆腐冬瓜汤

◆每百毫升热量：**84**千卡
◆建议食量：**200**毫升

食材：豆腐170克，冬瓜200克，水发海带丝120克，姜丝、葱丝各少许，盐、食用油少许。

做法：

1.将豆腐、冬瓜切小块，备用。

2.锅中加入清水烧开，撒入姜丝、葱丝，放入冬瓜块，倒入豆腐块，再放入水发海带丝，拌匀。

3.用大火煮约4分钟，至食材熟透，加入少许盐、食用油拌匀，略煮一会儿至汤汁入味。

4.关火后盛出煮好的汤料，装入碗中即成。

营养分析：营养丰富，热量低，抑制脂肪吸收，促进脂肪分解，帮助身体顺畅排便，能美容、延缓衰老。

第2天菜谱

鱼肉蒸糕

◆每百克热量：**104**千卡
◆建议食量：**200**克

食材：草鱼肉170克，洋葱30克，鸡蛋清少许，盐、黑芝麻油、生粉适量。

做法：
1.将洗净的洋葱切成段，草鱼肉去皮切成丁。
2.取榨汁机，杯中倒入草鱼肉丁、洋葱段、鸡蛋清，放入盐，搅成鱼肉泥，装入碗中。
3.向碗中加入生粉及适量黑芝麻油，制成饼坯。
4.把饼坯放入烧开的蒸锅中，盖上盖子，用大火蒸7分钟，把蒸好的鱼肉糕取出。
5.将鱼肉糕切成小块，装入盘中即可。

营养分析：嫩而不腻，营养丰富，助消化，养颜抗衰老。

枸杞拌菠菜

◆每百克热量：**42**千卡
◆建议食量：**200**克

食材：菠菜230克，枸杞20克，蒜末少许，盐、食用油适量。

做法：
1.择洗干净的菠菜切去根部，再切成段，备用。
2.锅中加水烧开，淋入少许食用油，倒入洗好的枸杞，焯煮片刻，捞出。
3.把备好的菠菜段倒入沸水锅中，搅匀，煮至食材断生，捞出。
4.把焯好、沥干水的食材倒入碗中，放入蒜末、盐、油，拌至食材入味，装盘即可。

营养分析：营养丰富，补铁补钙，预防贫血，促进新陈代谢，延缓衰老。

冬瓜皮瘦肉汤

◆每百毫升热量：**84**千卡
◆建议食量：**200**毫升

食材：猪瘦肉200克，冬瓜皮30克，枸杞8克，葱花少许，盐、食用油少许。

做法：
1.猪瘦肉切块，再切成丁。
2.锅中加水烧开，倒入猪瘦肉丁，中火煮约半分钟，焯去血渍，捞出，沥干水分，待用。
3.砂锅中加水烧开，放入洗净的冬瓜皮、枸杞，倒入猪瘦肉丁，快速搅匀，煮沸后用小火煲煮约40分钟，至食材熟透。
4.加盐调味，转中火拌匀，略煮一会儿，至汤汁入味，盛出装入碗中，撒上葱花即成。

营养分析：汤味鲜美，营养丰富，减肥降脂，美容养颜，增强抵抗力。

鸡蛋炒豆渣

◆每百克热量：**91**千卡
◆建议食量：**150**克

食材：豆渣120克，彩椒35克，鸡蛋2个，盐、食用油适量。

做法：
1.彩椒切丁；鸡蛋打散，加盐调匀，制成蛋液，待用。
2.炒锅烧热，倒入少许食用油，放入豆渣，用小火快炒片刻，待其水分炒干，盛出，待用。
3.用食用油起锅，倒入彩椒丁，炒出香味，加盐调味，盛出，待用。
4.另起锅，淋入少许食用油烧热，倒入蛋液炒匀，放入彩椒、豆渣，翻炒均匀，盛出装盘即可。

营养分析：营养丰富，促进新陈代谢，减肥降脂，健脑，增强人体活力。

芥蓝炒冬瓜

◆每百克热量：**63**千卡
◆建议食量：**150**克

食材：芥蓝80克，冬瓜100克，胡萝卜40克，木耳35克，姜片、蒜末、葱段各少许，盐、食用油各适量。

做法：
1.胡萝卜、木耳、冬瓜切成片，芥蓝切成段。
2.锅中加水烧开，放适量食用油、盐；放胡萝卜、木耳、芥蓝、冬瓜，搅匀，煮1分钟，捞出待用。
3.用食用油起锅，放姜片、蒜末、葱段，爆香，倒入食材，炒匀。
4.放入适量盐炒匀，关火后盛出装盘即可。

营养分析：清淡爽脆，营养丰富，热量低，可加快胃肠蠕动，有助消化。

白菜粉丝牡蛎汤

◆每百毫升热量：**53**千卡
◆建议食量：**200**毫升

食材：大白菜180克，水发粉丝200克，牡蛎肉150克，姜片、葱花各少许，盐、食用油、胡椒粉、料酒适量。

做法：
1.将洗净的大白菜切成丝，水发粉丝切成段。
2.锅中加入清水烧开，倒入少许食用油，放入姜片、料酒、牡蛎肉、大白菜，搅匀。
3.烧开后用中火煮约3分钟至食材熟透，放盐、胡椒粉，拌匀调味，倒入水发粉丝段，用大火煮至沸腾。
4.把汤料盛出，装入碗中，再撒上葱花即可。

营养分析：营养丰富，滋补强壮，益智健脑，细肤美颜，提高免疫力。

第3天菜谱

佛手瓜炒鸡蛋

◆每百克热量：**80**千卡
◆建议食量：**200**克

食材：佛手瓜100克，鸡蛋2个，葱花少许，盐、食用油适量。

做法：
1.佛手瓜切片；鸡蛋打入碗中，加入盐搅匀。
2.锅中加水烧开，放入盐、少许食用油，倒入佛手瓜，煮1分钟至八成熟，捞出，沥干水分，备用。
3.用食用油起锅，倒入鸡蛋液，快炒。
4.倒入佛手瓜，加盐炒匀，倒入葱花，快炒出葱香味，盛出装盘即可。

营养分析：清脆多汁，味美可口，营养价值高，补充蛋白质，健脑增活力。

白萝卜丝炒黄豆芽

◆每百克热量：**42**千卡
◆建议食量：**200**克

食材：白萝卜400克，黄豆芽180克，彩椒40克，姜末、蒜末各少许，盐、食用油适量。

做法：
1.将洗净去皮的白萝卜切丝，洗好的彩椒切粗丝。
2.锅中加水烧开，加入少许盐，放入黄豆芽，煮约半分钟。
3.倒入白萝卜丝，煮约1分钟，再倒入彩椒丝，拌匀，略煮一会儿，捞出全部食材。
4.用食用油起锅，放入姜末、蒜末，爆香，倒入食材，炒匀，加少许盐，炒至食材熟透，盛出即成。

营养分析：促进消化，加快胃肠蠕动，消除便秘，健身防病，嫩肤美容。

菠萝苦瓜鸡汤

◆每百毫升热量：**78**千卡
◆建议食量：**200**毫升

食材：鸡肉块300克，菠萝肉200克，苦瓜150克，姜片、葱花各少许，盐、料酒适量。

做法：
1.洗好的苦瓜、菠萝肉切小块。
2.锅中加水烧开，倒入鸡肉块，拌匀，焯去血水，捞出鸡肉，沥干水分，待用。
3.砂锅中加水烧开，倒鸡肉块、姜片，拌匀，淋入少许料酒，小火煮35分钟，再倒入苦瓜块、菠萝肉块，续煮5分钟至食材熟透。
4.加盐拌匀调味，盛出汤料，点缀上葱花即可。

营养分析：营养丰富，助消化，预防脂肪沉积，缓解便秘，养颜嫩肤。

蒜炒南瓜

◆每百克热量：**42**千卡
◆建议食量：**200**克

食材：南瓜300克，大蒜、盐、食用油适量。

做法：
1.南瓜洗净切成薄片，大蒜切片。
2.热锅放入食用油，炒香大蒜片。
3.倒入南瓜片快速翻炒，可以适量加一点清水。
4.出锅前加入少许盐调味即可装盘。

营养分析：含有人体所需的多种氨基酸、矿质元素、果胶等，可加强胃肠蠕动，帮助食物消化，提高机体免疫功能。

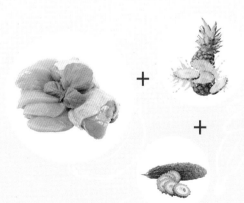

芥菜瘦肉豆腐汤

◆每百毫升热量：**81**千卡
◆建议食量：**200**毫升

食材：豆腐350克，芥菜70克，猪瘦肉80克，盐、食用油、胡椒粉、芝麻油适量。

做法：
1.芥菜切小段，豆腐切小块，猪瘦肉切薄片。
2.猪瘦肉片中加盐拌匀，加食用油腌渍约10分钟。
3.用食用油起锅，倒入芥菜段，炒至断生，加入清水，大火煮沸。
4.揭盖，倒入豆腐块，轻轻拌匀，放入猪瘦肉片，煮至断生。
5.加盐调味，撒上胡椒粉，淋芝麻油，煮至入味，盛出即可。

营养分析：含维生素、胡萝卜素和大量食用纤维素，促进胃肠消化，提神醒脑，解除疲劳。

第4天菜谱

紫薯南瓜粥

◆每百毫升热量：**81**千卡
◆建议食量：**200**毫升

食材：南瓜、紫薯各100克，大米50克。

做法：
1.大米淘洗干净；南瓜洗净，去皮、去籽，切小块。
2.紫薯洗净，去皮，切小块。
3.将大米、南瓜和紫薯放入宽口瓦煲，加入清水，大火煮沸后，转文火煮至南瓜和紫薯软烂即可。

营养分析：富含蛋白质、纤维素、氨基酸、维生素及多种矿物质，促消化、抗疲劳、抗衰老，补血，增强机体免疫力。

素炒海带结

◆每百毫升热量：**52**千卡
◆建议食量：**200**毫升

食材：海带结300克，香干80克，洋葱60克，彩椒40克，葱段少许，盐、食用油适量。

做法：
1.洗净的香干、洋葱、彩椒切成条，备用。
2.锅中加水烧开，加食用油，倒入洗净的海带结，煮2分钟，捞出备用。
3.用食用油起锅，放葱段爆香，倒入香干、洋葱、彩椒、海带结，快速炒匀。
4.加盐，快速翻炒均匀，盛出装盘即可。

营养分析：营养丰富，帮助肠道蠕动，减肥降脂，补充身体所需微量元素。

清蒸鳕鱼

◆每百克热量：**88**千卡
◆建议食量：**150**克

食材：鳕鱼块100克，盐、料酒适量。

做法：
1.将洗净的鳕鱼块装入碗中，加适量料酒拌匀，放适量盐抹匀，腌渍10分钟至入味。
2.将腌渍好的鳕鱼块装入蒸盘中，备用。
3.蒸锅上火烧热，放入蒸盘，盖上盖，用大火蒸约10分钟至鳕鱼熟透。
4.揭盖，将蒸好的鳕鱼块取出，稍微冷却即可食用。

营养分析：清淡爽口，肉质鲜嫩，营养丰富，补充蛋白质，促进吸收。

木耳丝瓜汤

◆每百毫升热量：**83**千卡
◆建议食量：**200**毫升

食材：水发木耳40克，玉米笋65克，丝瓜150克，猪瘦肉200克，胡萝卜、姜片、葱花各少许，盐、水淀粉、食用油适量。

做法：
1.水发木耳、玉米笋切小块，去皮丝瓜切段，胡萝卜、猪瘦肉切片。
2.猪瘦肉中放盐、水淀粉抓匀，加油腌渍10分钟。
3.锅中加水烧开，加食用油，放姜片、水发木耳、丝瓜、胡萝卜、玉米笋，加盐拌匀调味，用中火煮2分钟至熟。
4.揭盖，放腌渍好的猪瘦肉片，拌匀，用大火煮沸。
5.盛出丝瓜汤，撒上葱花即可。

营养分析：美白养血，疏通肠胃，缓解疲劳。

青椒炒白菜

◆每百克热量：**69**千卡
◆建议食量：**200**克

食材：白菜120克，青椒40克，红椒10克，盐、食用油适量。

做法：
1.洗好的白菜分梗和叶切开；青椒、红椒切开，去籽，切粗丝，备用。
2.用食用油起锅，倒入青椒、红椒炒匀。
3.倒入白菜梗，炒至食材变软。放入白菜叶，用大火快炒。
4.转小火，加入盐炒匀，至食材入味，关火盛出即可。

营养分析：爽口美味，营养丰富，热量低，润肠通便，促进消化和排毒，护肤养颜、抗衰老。

青菜蒸豆腐

◆每百克热量：**80**千卡
◆建议食量：**200**克

食材：豆腐100克，上海青60克，熟鸡蛋1个，盐适量。

做法：
1.锅中加水烧开，放上海青，拌匀，煮约半分钟，捞出，放凉。将上海青剁成末，豆腐剁成泥；熟鸡蛋取出蛋黄，切成碎末。
2.取碗，倒入豆腐泥，放入上海青末，搅匀，加盐，拌至溶化。
3.将食材装入另一个碗中，均匀地撒上蛋黄末，即成蛋黄豆腐泥。
4.蒸锅上火烧沸，放入装有食材的大碗，中火蒸约8分钟至熟透，取出摆好即成。

营养分析：增加营养，帮助消化，有助减肥。

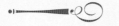 第5天菜谱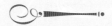

芹菜粥

◆每百毫升热量：**103**千卡
◆建议食量：**200**毫升

食材：水发大米100克，芹菜60克，葱花、盐少许。

做法：

1.洗好的芹菜切成碎末，待用。

2.砂锅中加入适量清水烧热，倒入水发大米，搅拌均匀，烧开后用小火煮约25分钟。

3.揭开锅盖，倒入芹菜末，搅拌均匀，用中火煮约10分钟至食材熟透。

4.加入少许盐，搅匀调味，盛出装碗，撒上葱花即可。

营养分析：含丰富维生素、矿物质和食物纤维，营养丰富，醒脑提神、降压降脂、清脂减肥、美白护肤。

西芹黄花菜炒肉丝

◆每百克热量：**101**千卡
◆建议食量：**200**克

食材：西芹80克，水发黄花菜80克，彩椒60克，猪瘦肉200克，蒜末、葱段各少许，盐、食用油、水淀粉、生抽适量。

做法：

1.水发黄花菜切去花蒂；彩椒、猪瘦肉、西芹切丝。

2.将猪瘦肉丝装入碗中，加食用油、盐，淋水淀粉，腌渍10分钟。

3.锅中加水烧开，放黄花菜，煮半分钟，捞出。

4.锅中放食用油烧热，放蒜末爆香，倒入以上食材加盐炒匀调味。淋生抽，翻炒片刻，放葱段，炒至断生即可。

营养分析：增强免疫力，补血通便。

冬瓜红豆汤

◆每百毫升热量：**87**千卡
◆建议食量：**200**毫升

食材：冬瓜300克，水发红豆180克，盐3克。

做法：

1.洗净去皮的冬瓜切成丁。

2.砂锅中加入适量清水烧开，倒入洗净的红豆，烧开后转小火烧30分钟至红豆熟软。

3.揭开锅盖，放入冬瓜丁，盖上盖，用小火再炖20分钟至食材熟透。

4.揭盖，放入盐，拌匀调味，关火盛出汤料，装入碗中即成。

营养分析：含丰富的蛋白质、糖类、维生素以及矿质元素等营养成分，不含脂肪，营养丰富，利尿通便，清脂减肥。

素炒香菇芹菜

◆每百克热量：**87**千卡
◆建议食量：**150**克

食材：西芹95克，彩椒45克，鲜香菇30克，胡萝卜片、蒜末、葱段各少许，盐、食用油适量。

做法：

1.彩椒切小块，香菇切粗丝，西芹切小段。

2.锅中加水烧开，加盐、食用油，放胡萝卜、香菇、西芹、彩椒，煮约1分钟，捞出，待用。

3.用食用油起锅，放蒜末、葱段，爆香，倒入焯过水的食材，炒匀。

4.加盐炒匀调味，快速翻炒一会儿，至食材熟软、入味。

5.盛出炒好的食材，装盘即成。

营养分析：香气宜人，营养丰富，降压镇静，促进新陈代谢，减肥通便，增强免疫力。

马齿苋炒鸡蛋

◆每百克热量：**81**千卡
◆建议食量：**150**克

食材：马齿苋100克，鸡蛋2个，葱花少许，盐、食用油、水淀粉适量。

做法：

1.洗净的马齿苋切成段，备用。

2.鸡蛋打入碗中，放入葱花，加少许盐，用筷子打散、调匀，倒入适量水淀粉，用筷子搅匀，备用。

3.锅中加入适量食用油烧热，倒入切好的马齿苋，炒至熟软。

4.倒入备好的鸡蛋液，翻炒至熟，盛出装盘即可。

营养分析：含蛋白质、膳食纤维、胡萝卜素、维生素等多种营养成分，滋养皮肤，改善肤色，促进新陈代谢，健脑。

上汤枸杞娃娃菜

◆每百克热量：**42**千卡
◆建议食量：**200**克

食材：娃娃菜270克，鸡汤200毫升，枸杞少许，盐、胡椒粉适量。

做法：

1.锅中加入适量清水烧热，倒入适量鸡汤，加盐，用大火略煮片刻。

2.待汤汁沸腾，倒入洗净的娃娃菜，搅拌均匀，煮至软，用碟盛出。

3.锅中留少许汤汁烧热，倒入洗净的枸杞，加入胡椒粉，拌匀，调成味汁。

4.关火后盛出味汁，浇在娃娃菜上即可。

营养分析：味道鲜美，富含营养，缓解疲劳，补充能量，提高免疫力，有助胃肠蠕动，促进排便。

运动要跟上：拉伸全身肌肉

拉伸运动，即把肌肉和韧带拉长的一种运动。在轻断食期间，对全身肌肉进行拉伸，可缓解肌肉紧张，让身体更加放松，提高身体的协调性和柔韧度，使身体不会因年龄变大而越来越僵硬，是减肥瘦身不错的选择。

身体不同部位的肌肉拉伸运动

STEP 01 》》

拉伸颈部：站立，双手自然下垂放于身体两侧，眼睛向前看，慢慢将你的头侧向一边，保持住。然后转另一边，肩部保持不动。

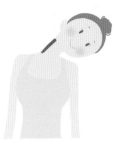

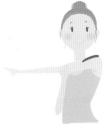

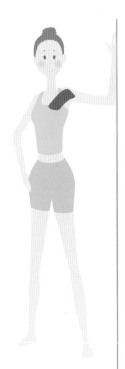

STEP 02 》》

拉伸肩部：双脚站立与髋同宽，双膝微弯。将左手越过身体，手肘微弯，并以右手固定于左手肘处，然后将左手臂向身体靠，直到感觉到肩膀的肌肉紧绷。换边再重复相同动作。

STEP 03 》》

拉伸胸大肌：站立在稳定的直立支撑物旁。将一手置于支撑物后，保持上臂与肩膀在同一平面。将身体慢慢向前推出，直到胸部肌肉有伸展的感觉。

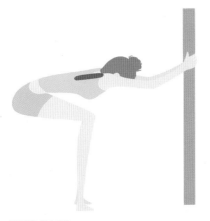

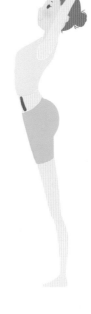

STEP 05 >>

拉伸腹部：站姿拉伸。双腿并拢，收紧腹部，双手臂伸直并拢在一起，向头的方向打开，同时腰部向后尽可能伸展。

STEP 04 >>

拉伸阔背肌：站立于一处能支撑体重的支撑物前，以双手抓握并将身体往后倾，弯曲膝部。双腿向地面施力，手臂向后拉。

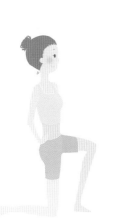

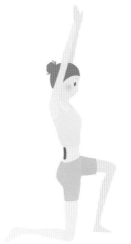

STEP 06 >>

拉伸腰部：双脚站立与肩同宽，双手置于髋部。以左腿向前跨出弓箭步，双膝同时弯曲，直到右膝与右足背与地面接触，保持身体直立，眼睛直视前方；手臂高举过头，右手臂在左手臂前方，手掌交叠。上举的同时，将髋部向后旋。在动作的末端停顿几秒，然后回复至起始位置。完成所需的组数后，换边进行。

STEP 07 >>

拉伸大腿及臀部：以右脚踩上一个高跳箱或一张板凳，从髋部的位置让身体前倾，保持背部直立，左腿伸直，保持双脚平贴，双手置于身体两侧；双臂张开90°，然后旋转身体，头部也跟着转。在动作的末端停顿几秒，然后回复至起始位置。完成所需的组数后，换边进行。

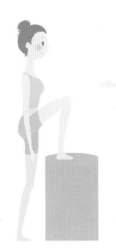

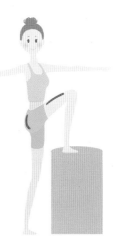

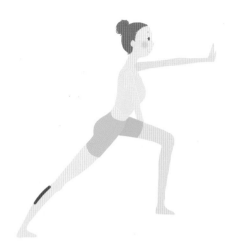

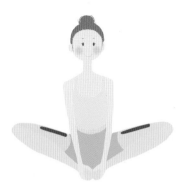

STEP 09 ≫

拉伸大腿内侧：取坐姿，屈膝将两脚掌相对并靠近身体，双手握紧脚掌确保其紧紧相对。将双膝缓慢地向地板靠近，当到达极限时，维持姿势几秒钟，然后回复至起始位置。

STEP 08 ≫

拉伸小腿：取站姿于墙前约一大步的位置，手推墙壁，双脚站立与髋同宽。将左腿向前跨呈屈膝姿势，并维持左膝盖在脚的正上方，勿歪向一边。感觉右小腿肌群被拉扯到。换边进行左小腿的伸展。

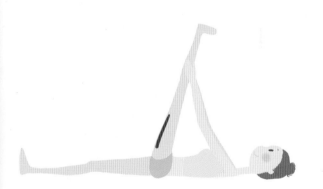

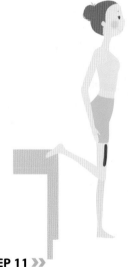

STEP 10 ≫

拉伸大腿后侧：平躺于地面，并伸直双腿。轮流将一脚抬起，并保持膝关节伸直固定，然后将脚趾头朝向身体方向拉。假如柔软度很好，可将大腿拉近身体，增加伸展强度。

STEP 11 ≫

拉伸大腿前侧：背对桌子站立。将右脚背置于桌面，保持两侧大腿平行。微微地将髋部向后倾斜，感受右大腿前侧的股四头肌被拉扯。维持此姿势几秒，放松，然后换边进行。

注 意 事 项

①刚开始拉伸时，每个动作只做6秒钟。在不因此而发生疼痛的情况下，可延长到10~15秒。

②拉伸肌肉时，若感觉疼痛，表明时间持续太久或次数太多，宜马上停止。

1.轻断食那2天运动时，可以喝运动饮料吗？

运动饮料虽能补充运动时丢失的营养，保持和提高运动能力，消除运动后的疲劳感。但这类饮料中含有很多糖分，热量也较高，500毫升的运动饮料中就含150~350千卡的热量，并不适合轻断食者。而这方面，水是最好的饮料。

2.坚持轻断食有一段时间了，可以奖励一下自己吗？

坚持轻断食确实不容易，可以偶尔犒劳一下自己，比如吃100克冰淇淋、30克黑巧克力或25克低脂薯片等。但要注意的是，每周不能超过3次，每次分量不能超过规定的量。

3.轻断食多久后，体重会下降呢？

一般来说，实施轻断食后，过不了几周就能看出体重的差异。如果没有看到明显的成效，千万不要气馁和动摇，再坚持一段时间便会发现自己轻了不少。每个人体重下降的速度和程度会不一样，平均来说，轻断食一个月后，每周能减掉0.5~1.4千克，之后减重的速度会慢下来。

有问题，怎么办

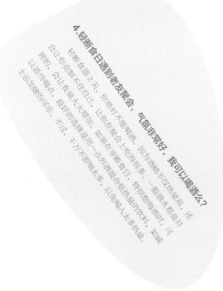

4.轻断食日避免吃太多餐，会感觉非常好，我可以喝酒么？

轻断食避开不吃自己，你绝对不能喝酒，因为酒精不仅会增高食量，还会让你难以坚持下去。非轻断食日，会让食量大大增加，如果在非轻断食日，特别建议喝酒的选择。最好的选择是适用一点新鲜混合低热量的饮料，可以避免加糖的可乐。不过，千万不要喝太多，以免摄入太多热量。如果上起加糖的白开水。

5.已经轻断食5个月了，体重却减不下去了，怎么回事？我该怎么办？

一般来说，轻断食大概5个月之后，减肥的速度会变得越来越趋慢。因为身体的机能已经适应了目前的体重及减少的食量，新陈代谢率也随之降低了。另一个很重要的原因是，也许你不再像最初那样谨慎地实行轻断食了或者大量运动，此时，你应该回过头来检视一下，看看自己现在是否吃太多了或喝太多酒了，有没有仔细计算轻断食日所摄取的热量，有没有做到建议的运动量。只要你严格坚持刚开始那样轻断食的规则，你会发现体重又会继续有所下降的。

147

轻断食经验分享会

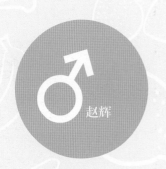

年龄：
40岁

职业：
公务员

轻断食多长时间：
2个月

轻断食结果：
2.5千克

轻断食每过去一个月，我都会适当地奖励一下自己，我一般会去理发店换个新发型，或者买一件新衣服。这是一个不错的方式，能激励自己坚持下来。

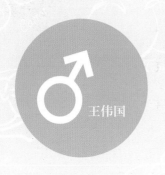

年龄：
29岁

职业：
排版员

轻断食多长时间：
5个半月

轻断食结果：
5千克

轻断食最开始几个月里，我的体重下降得非常明显，基本上每个月都会瘦好多。可到了第5个月，体重怎么也减不下去了，当时我也很郁闷。后来，我才知道，这与我的新陈代谢率变慢有一定关系。不过，我也没有以前勤奋和细心了，运动量也减少了。所以，要想达到瘦身的目标，就必须像最开始那样，坚定地执行轻断食的计划。

年龄：
42岁

职业：
项目经理

轻断食多长时间：
3个月

轻断食结果：
3.8千克

轻断食那天，刚好碰上大学同学聚会，大家玩得很嗨，都劝我喝几杯。盛情难却之下，我用一点点威士忌对了适量健怡可乐，喝了一小杯，还好热量不是很高。不过最好不要喝酒，以免自己喝开了，无法停下来。

我的**轻断食**记录

轻断食第1天

早餐 _____

午餐 _____

加餐 _____

晚餐 _____

轻断食第2天

早餐 _____

午餐 _____

加餐 _____

晚餐 _____

正常饮食餐单

第*1*天

第*2*天

第*3*天

第*4*天

第*5*天

轻断食成果

减重: _____ 胸围: _____ 腰围: _____ 臀围: _____

感受: _____

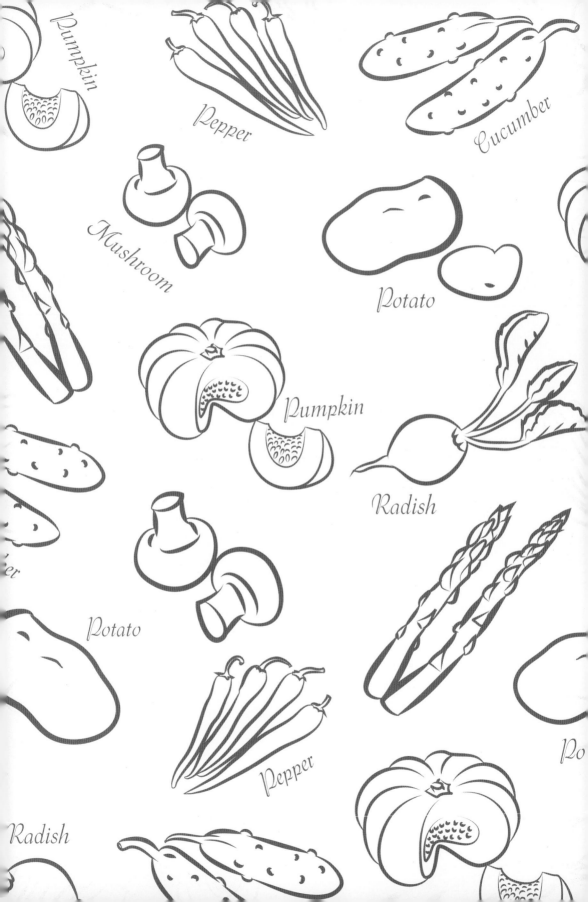

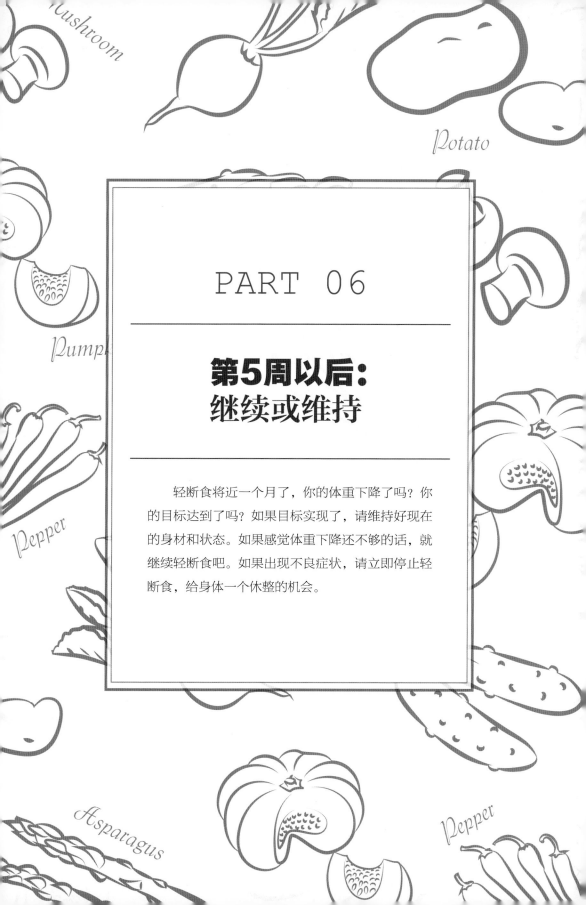

PART 06

第5周以后：
继续或维持

　　轻断食将近一个月了，你的体重下降了吗？你的目标达到了吗？如果目标实现了，请维持好现在的身材和状态。如果感觉体重下降还不够的话，就继续轻断食吧。如果出现不良症状，请立即停止轻断食，给身体一个休整的机会。

感觉良好就继续轻断食吧

到现在为止，你已经坚持轻断食一个多月了，如果你感觉各方面还不错，不仅体重下降了，皮肤也更加细腻、光滑，轻断食的生活习惯也已经形成，请继续坚持轻断食，让这些效果持续保持下来吧。

不适感较少

轻断食期间，你可能会出现口臭、便秘等小问题，不过不用担心，这些问题属于正常反应，并不会影响你的健康。而且轻断食日结束后，口臭、便秘便会慢慢消失。如果实行轻断食以来，你的身体并没有出现严重的症状，如眩晕、全身乏力、心慌心悸等，可以继续开展轻断食。

身心愉悦

很多人在轻断食后，紧张、忧郁、愤怒、疲劳、困惑的指数会大大降低，他们的心情会变得格外开心。不仅睡眠质量提高、免疫力增强，整个人也会精力充沛，感觉自己越来越年轻，身心都倍感愉悦。由于体形和体重的变化，他们也会更有自信心。如果你也出现这些正能量的话，说明你比较享受轻断食的过程，并且能从中受益，请再接再厉，继续轻断食吧！

皮肤越来越光滑

轻断食可降低体内类胰岛素一号生长因子（IGF-1）的含量，让身体细胞从活跃模式转入修复模式，人体减缓新细胞产生的速度，转向修复现有细胞，身体得以从内而外修复，呈现出亮泽肤色。如果你发现轻断食后，自己的皮肤变得越来越光滑、水嫩，请坚持轻断食吧！

缓解便秘

轻断食期间的饮食需要富含膳食纤维，膳食纤维能增加饱腹感，促进胃肠蠕动，吸附肠道中多余的胆固醇、脂肪酸及有毒有害物质等。因此，轻断食对于清理肠道有一定的作用，能有效缓解习惯性便秘。

形成健康的饮食习惯

轻断食能调整人的味觉，使人更愿意接受健康的食物，慢慢地你会爱上清淡、少油、低糖的味道，对油炸、烧烤等高热量的食物不再难以割舍。同时，还能有效掌控自己的饮食，逐渐形成一种全新健康的饮食习惯和生活方式。

"三高"得到缓解

通过轻断食，"三高"患者的饮食逐渐偏向低盐、低油、低热量、清淡，通过降低热量的摄入，达到减肥瘦身的效果，改善高血压、高血脂、高血糖的症状。如果你是"三高"患者，轻断食之后，感觉血压、血糖、血脂都得到了改善，请继续轻断食吧！

体重下降

自从实行轻断食以来，如果你的体重比以前下降了很多，每天摄取比轻断食前更少的热量，也能为身体的新陈代谢提供充足的能量的话，恭喜你，你终于摆脱了胖子的阴影，标准的体重会让你更加健康。但请不要沾沾自喜，要保持这个成绩，必须继续坚持轻断食。

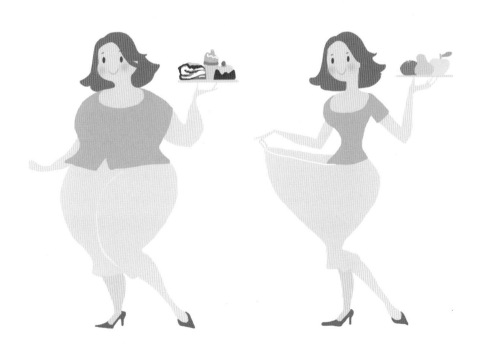

停止轻断食的信号

　　轻断食对人体的作用会因个人体质和具体情况的不同而有所区别，我们在轻断食时，也应根据身体的反应和情况做出正确的选择。如果在轻断食的过程中，你出现以下几种情况，请马上停止轻断食。

1 你生病了

　　在轻断食期间，如果你不小心感冒或发烧了，或者身体有其他疾病，请不要勉强自己坚持轻断食。暂停减肥计划，先去医院治病，给身体一个缓冲。等痊愈后，身体状况和精神状态都恢复正常后，再重整旗鼓，进行轻断食也不迟。

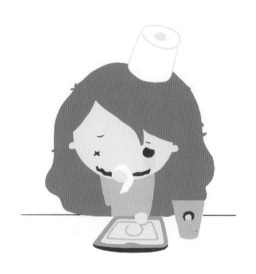

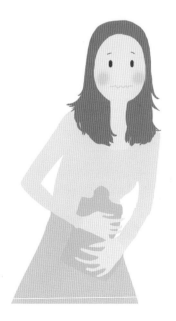

2 出现月经不调

　　女性的月经容易受到饮食的影响，如果进行轻断食后，你发现自己的月经变得不正常，量变少，颜色暗红，或者月经推迟，甚至停经，请立即停止轻断食。可能由于你所摄取的蛋白质、脂肪量较少，导致内分泌失调，从而出现月经不调。

3 持续出现头晕乏力、心慌心悸

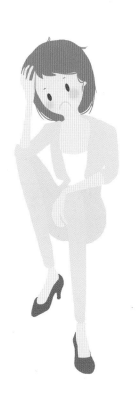

如果你发现自己轻断食后，经常出现头晕、乏力、心慌心悸的症状，并且持续一段时间都不见好的话，请不要继续轻断食了。这些症状可能是由于血糖和血压偏低造成的，建议尽快恢复正常的饮食量，及时补充更多的营养物质，如糖类、蛋白质、豆类等。如果情况没有好转，就要咨询专业医生的意见。

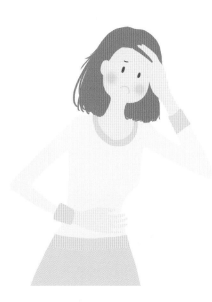

4 出现肠胃不适

在轻断食那2天里，由于饮食较为清淡、少油脂、低糖，部分人肠胃功能原本就比较薄弱，摄入过多酸味水果，可能会出现一些肠胃不适的症状，如胃酸过多、轻微肠胃痛等。如果出现这些情况，可调整一下轻断食餐单，多吃较为清淡的粥类、汤类、蔬菜。如果肠胃不适加重了，就需要暂停轻断食计划，咨询医生意见。

如何维持轻断食的成果

　　历经一段时间的磨砺，恭喜你终于取得了一定的瘦身成效。这个阶段比减肥时更加重要，因为现在你的体重不会下降得特别明显，你也不会像最初那样每天为体重减轻而欣喜若狂，你很容易放松警惕。此时，一定要做好轻断食成果的维持工作，以确保瘦身效果一直延续下来。

定期量体重

　　轻断食后，如果体重有明显的下降，请不要骄傲自满，务必要盯紧你的体重。如果发觉体重有所上升，就要及时行动起来，检视自己是否有所松懈，是否背离轻断食的原则，以尽快扭转复胖的趋势，维持好现有的瘦身成果。

增加运动量

　　轻断食一段时间后，如果体重成功下降到理想水平，想要维持下来，就必须适当增加运动量。原有的运动要继续做，可酌情增加这类运动的时间和次数；也可通过变换运动方式，增加运动强度，比如骑自行车等。

密切关注自己的饮食

　　在轻断食的过程中，很多人都容易不自觉地加大每餐的分量，影响减肥的成效。也许刚开始都会比较谨慎，可越到最后关头，越容易忽略这些生活细节。请拿出最初的恒心、细心和决心，坚持计算每份食物的热量，严格按照规定的分量进行轻断食。

从容应对各种"危险时刻"

进行轻断食时，总会有一些事情或时刻来干扰你的进程，甚至打乱你的轻断食计划。比如，你可能会要加班到深夜，不得不吃夜宵。此时，你的轻断食计划便被这些外界因素扰乱了，遇到这些"危险时刻"千万不要松懈。一旦自己"犯戒"了，要尽快调整过来，并总结经验，让你在遇到下一个"危险时刻"时，从容、高效地应对。

保持高昂的斗志和信心

若要保持减肥的成绩，高昂的斗志和信心必不可少。你可以拿出轻断食前后的照片做对比，回想自己这一路的辛苦和付出，总结获得的成就，把它们当成维持轻断食成果的强大动力。你也可以适当地奖励一下自己，比如买一件一直以来想要买的漂亮衣服。

获得家人和朋友的支持和鼓励

当你顺利进入维持轻断食成果的时期时，请一定要耐心地告诉身边的人：这段时间对你来说非常重要。尽可能获得他们的帮助，让他们监督你继续实行轻断食。

与其他轻断食者分享感受

进入这一阶段，如果能结交几个同样在进行轻断食的朋友，一同分享轻断食的感想和成果，探讨维持减肥效果的方法，对每个轻断食者来说都是一个极大的帮助。

低脂健康维持期食谱

芹菜胡萝卜沙拉

食材：香干、胡萝卜各25克，芹菜200克，彩椒10克，橄榄油5克，盐、白醋适量。

做法：

1.香干洗净，切成条；芹菜洗净，切段；胡萝卜、彩椒均洗净，切丝。

2.将香干条、芹菜段、胡萝卜丝、彩椒丝放入加盐的热水中，烫熟，捞起沥干水分，装盘。

3.将橄榄油、醋调成料汁，淋在盘中，搅拌均匀即可。

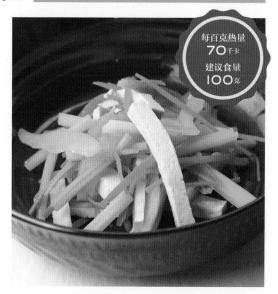

每百克热量
70千卡
建议食量
100克

营养分析：

质脆味美，营养丰富，提高机体免疫力，滋润皮肤、抗衰老。

粉丝拌菠菜

食材：菠菜130克，粉丝20克，芝麻、生抽、盐、醋、麻油各适量。

做法：

1.菠菜焯水后取出过凉水；粉丝煮熟，过凉水。

2.二者混合后，加入少许芝麻、1大勺生抽、少许盐、半大勺醋、1大勺麻油，混合拌匀即可。

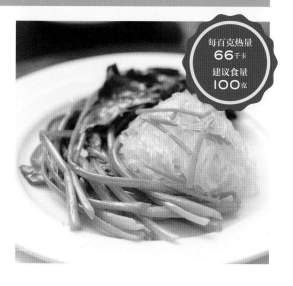

每百克热量
66千卡
建议食量
100克

营养分析：

爽口宜人，营养丰富，通肠导便，补血抗衰老，促进新陈代谢，减少皱纹及色素斑。

柳橙圣女果沙拉

食材： 柳橙100克，苹果80克，圣女果50克，西瓜25克，柠檬片、柠檬汁适量。

做法：

1.将苹果清洗干净，去皮切成块状；圣女果洗净，切两半；柳橙洗净，切成片。

2.将备好的材料装盘。

3.最后淋上少许柠檬汁拌匀，柠檬片点缀即可。

每百克热量
65千卡
建议食量
100克

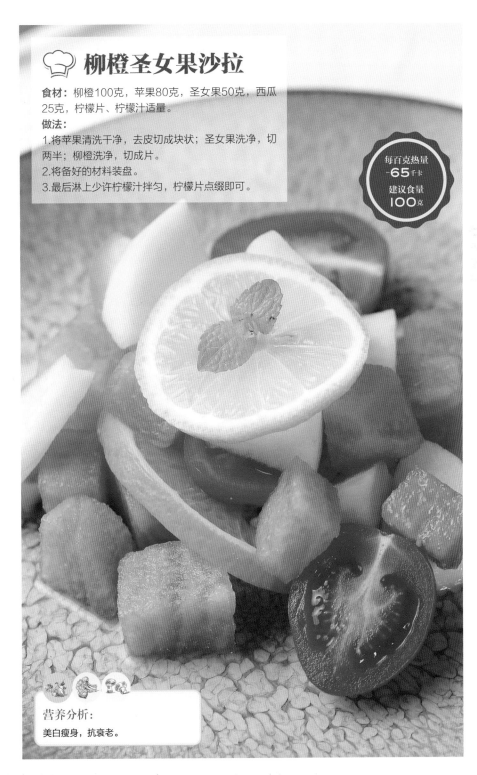

营养分析：

美白瘦身，抗衰老。

清炒油麦菜

食材：油麦菜150克，蒜蓉少许，盐、食用油适量。

做法：

1.把油麦菜去根洗净，沥干水。

2.锅内倒入适量食用油，油温七分热时，下蒜蓉爆香，随后倒入油麦菜煸炒。

3.当菜的颜色变深，加入适量盐炒匀即可出锅。

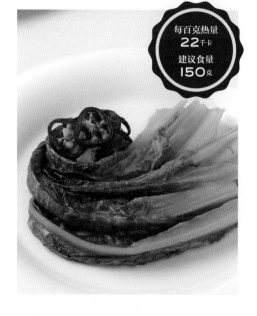

每百克热量
22千卡
建议食量
150克

营养分析：

含丰富维生素和矿物质，增强机体免疫力，通肠利胃，促进皮肤细胞代谢，防止皮肤粗糙及色素沉着，延缓衰老。

草菇烩芦笋

食材：芦笋170克，草菇80克，胡萝卜片、姜片各少许，盐、食用油适量。

做法：

1.洗好的草菇切片，洗净的芦笋切成段。

2.开水锅中放入1克盐、食用油、草菇，煮约半分钟。

3.倒入芦笋段，拌匀，续煮片刻，捞出食材，待用。

4.用食用油起锅，放入胡萝卜片、姜片炒片刻，倒入焯好的芦笋段，加盐炒匀调味。关火后盛出即可。

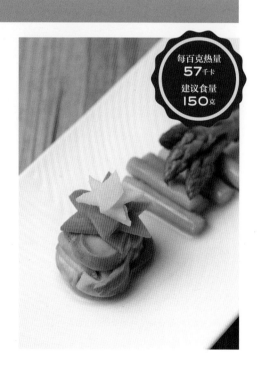

每百克热量
57千卡
建议食量
150克

营养分析：

富含多种氨基酸、蛋白质和维生素，调节机体代谢，提高身体免疫力，降血压，美容减肥，抗衰老。

笋菇菜心

食材： 去皮冬笋150克，菜心100克，水发香菇100克，姜片、盐、食用油各少许。

做法：

1.洗好的冬笋切成段；水发香菇去柄，切成块。
2.沸水锅中加入1克盐、食用油、菜心，煮至断生，捞出。
3.开水锅中分别将水发香菇、冬笋焯至断生后，捞出，备用。
4.另用食用油起锅，倒入姜片爆香，倒入水发香菇、冬笋，翻炒至熟。
5.放入清水、1克盐，翻炒片刻至入味，盛入装有菜心的盘中即可。

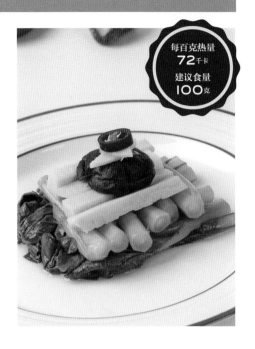

每百克热量
72千卡
建议食量
100克

营养分析：

质嫩味鲜，清脆爽口，含有丰富的蛋白质和多种氨基酸、纤维素，能促进肠道蠕动，有助消化，预防便秘。

 ## 胡萝卜南瓜粥

食材： 水发大米50克，南瓜90克，胡萝卜60克。

做法：

1.洗好的胡萝卜切成粒。
2.将洗净去皮的南瓜切成粒。
3.砂锅中加入适量清水烧开，倒入洗净的水发大米，拌匀，放入切好的南瓜粒、胡萝卜粒，搅拌均匀。
4.盖上锅盖，烧开后用小火煮约40分钟至食材熟软，持续搅拌一会儿，关火后盛入碗中即可。

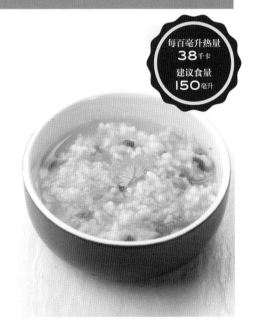

每百毫升热量
38千卡
建议食量
150毫升

营养分析：

含丰富的胡萝卜素和维生素，保护心血管健康，通便润肠，提高机体免疫力，祛斑，延缓衰老。

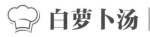

白萝卜汤

食材： 白萝卜300克，盐、胡椒粉、食用油适量。

做法：

1. 将洗净去皮的白萝卜切成丝，备用。

2. 砂锅中加入适量清水和食用油烧开，倒入白萝卜丝，搅散，煮10分钟至食材熟透。

3. 放入适量盐、胡椒粉，搅拌均匀，关火后盛出煮好的白萝卜汤，装入碗中即可。

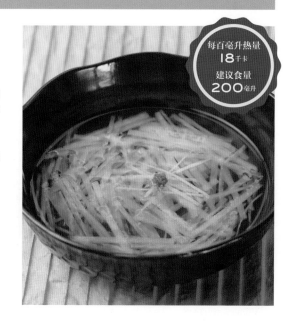

每百毫升热量
18千卡
建议食量
200毫升

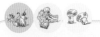

营养分析：

含丰富的维生素，防止皮肤老化，阻止色斑形成，促进消化，加快胃肠蠕动，消除便秘，起到排毒的作用。

黄花菜汤

食材： 水发黄花菜150克，红糖少许。

做法：

1. 锅中加入适量清水烧热，放入洗净去蒂的黄花菜，搅散。

2. 盖上盖，大火烧开后转小火煮约20分钟，至食材熟透。

3. 揭开盖，搅拌几下，关火后盛出煮好的黄花菜汤，装入备好的碗中，饮用时加入红糖拌匀即可。

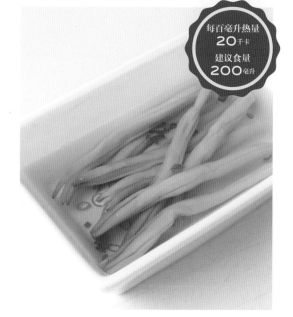

每百毫升热量
20千卡
建议食量
200毫升

营养分析：

含有较多卵磷脂，健脑，抗衰老，降低血清胆固醇，丰富的粗纤维能促进大便排泄。

🍳 百合炒虾仁

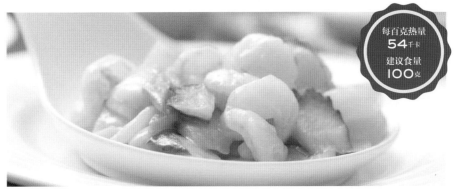

每百克热量
54千卡
建议食量
100克

食材： 虾仁100克，百合10克，西芹30克，甜椒30克，鸡蛋清半个，食用油、调料适量。

做法：

1. 虾仁洗净，挑去肠，用盐、胡椒粉、鸡蛋清、淀粉拌匀，腌制10分钟。
2. 百合、西芹与甜椒分别洗净后焯水，西芹与甜椒切小段。
3. 锅内倒食用油烧至三分热，将虾仁放入锅中滑散。
4. 锅内留适量油烧热，放入百合、西芹、甜椒炒匀。
5. 加虾仁翻炒，用盐、胡椒粉调味，用高汤勾薄芡即可。

营养分析：

清淡爽口，易于消化，营养丰富，利尿消肿，防止动脉硬化，安定情绪。

🍳 清蒸银鳕鱼

食材： 银鳕鱼150克，姜丝、葱丝、盐、料酒、红椒丝、蒸鱼豉油适量。

做法：

1. 银鳕鱼解冻洗净后用葱、姜、盐、料酒腌渍。
2. 腌制好的银鳕鱼放入蒸锅中蒸熟，放上葱丝和红椒丝，沿盘边倒入蒸鱼豉油。没有的话就用生抽。
3. 倒入少许烧热的食用油浇在葱丝上即可食用。

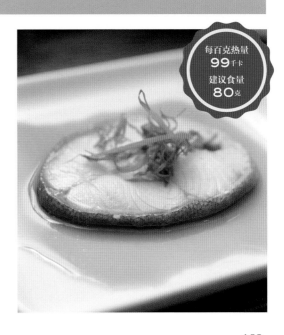

每百克热量
99千卡
建议食量
80克

营养分析：

肉质白细鲜嫩，营养丰富，可以健脑明目，增强记忆力，促进脑部发育，缓解压力，改善情绪。

番茄鸡肉丁

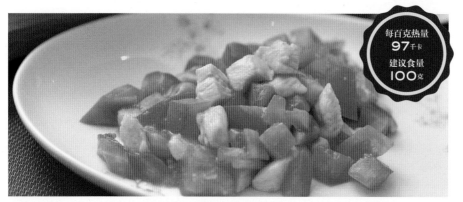

每百克热量
97千卡
建议食量
100克

食材： 鸡胸肉200克，番茄150克，青椒100克，盐、酱油、料酒、淀粉、姜、葱、食用油各适量。

做法：

1. 鸡胸肉切丁，加盐、酱油、料酒和淀粉抓匀腌制一会儿；番茄洗净，切丁；青椒洗净切小块。
2. 锅内放食用油，烧至六分热时加鸡胸肉丁滑熟，盛出。
3. 放食用油，加葱、姜爆香，加番茄丁、青椒块大火翻炒几下，加盐调味，加入炒好的鸡胸肉丁翻炒均匀即可。

营养分析：

营养丰富，易吸收，强壮筋骨，美容抗皱，美白防衰老。

肉末炖豆腐

食材： 猪肉末30克，豆腐100克，胡萝卜丁10克，青豆10克，盐、酱油、生粉、姜丝、高汤、食用油各适量。

做法：

1. 坐锅点火，食用油热后放入姜丝、猪肉末，然后倒入酱油、高汤。
2. 把豆腐切成块放入锅中，5分钟后放入胡萝卜丁和青豆，煮5分钟后再放入盐和生粉勾芡，起锅即可。

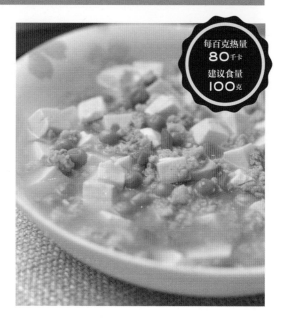

每百克热量
80千卡
建议食量
100克

营养分析：

增加营养，帮助消化，减少便秘，有助减肥，增加血液中铁的含量，防治骨质疏松，预防感冒。

清蒸莲藕饼

食材： 猪肉末100克，莲藕60克，盐、食用油、糖适量。

做法：

1.莲藕去皮，切成藕盒，即第一刀不要切断，第二刀切断。切完后用清水洗净，放盐、糖腌渍至其变软。

2.猪肉末中放淀粉、油搅拌，做成馅料。

3.把腌渍好的藕盒用清水清洗，以免太咸。

4.把馅料小心地酿进藕盒里，摆好盘，放到锅中蒸熟即可。

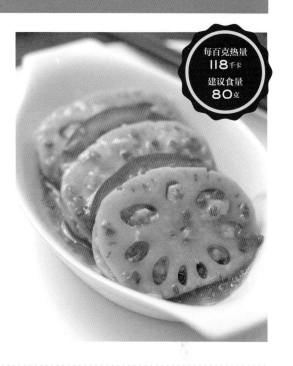

每百克热量
118千卡
建议食量
80克

营养分析：

口感甜脆，营养丰富，促进新陈代谢，防止皮肤粗糙，强壮筋骨，利尿通便，美容祛痘。

 ## 芦笋绿豆浆

食材： 芦笋20克，水发绿豆45克。

做法：

1.洗净的芦笋切小段，备用。

2.将水发绿豆倒入碗中，加入适量清水，用手搓洗干净，备用。

3.将洗好的水发绿豆倒入滤网，沥干水分后倒入豆浆机中，放入切好的芦笋，加入适量清水即可。

4.选择"五谷"程序，再选择"开始"键，开始打浆。待豆浆机运转约15分钟后过滤，即成豆浆。

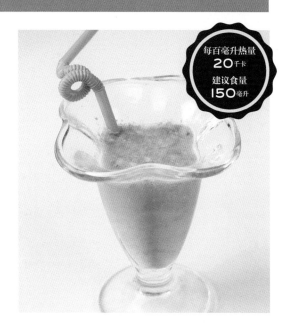

每百毫升热量
20千卡
建议食量
150毫升

营养分析：

营养丰富，风味独特，调节机体代谢，提高身体免疫力。

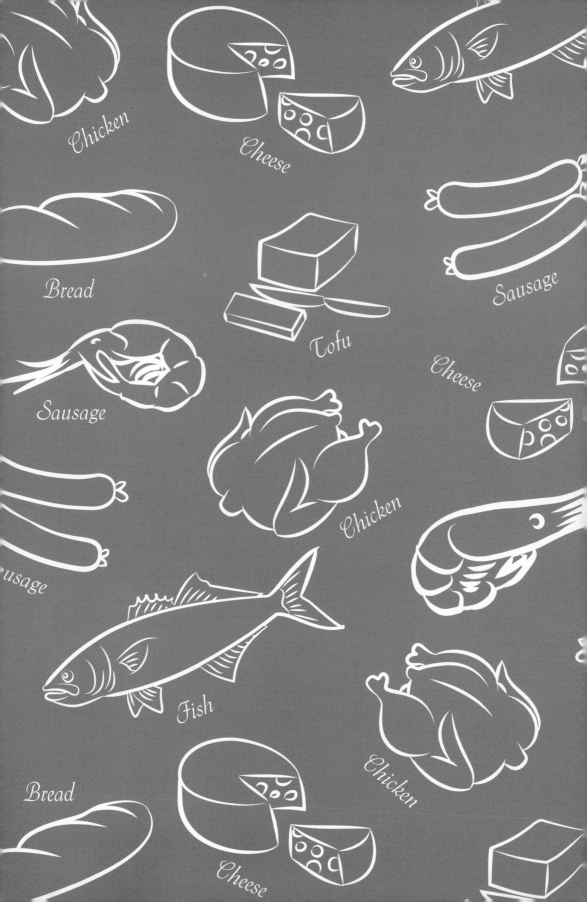

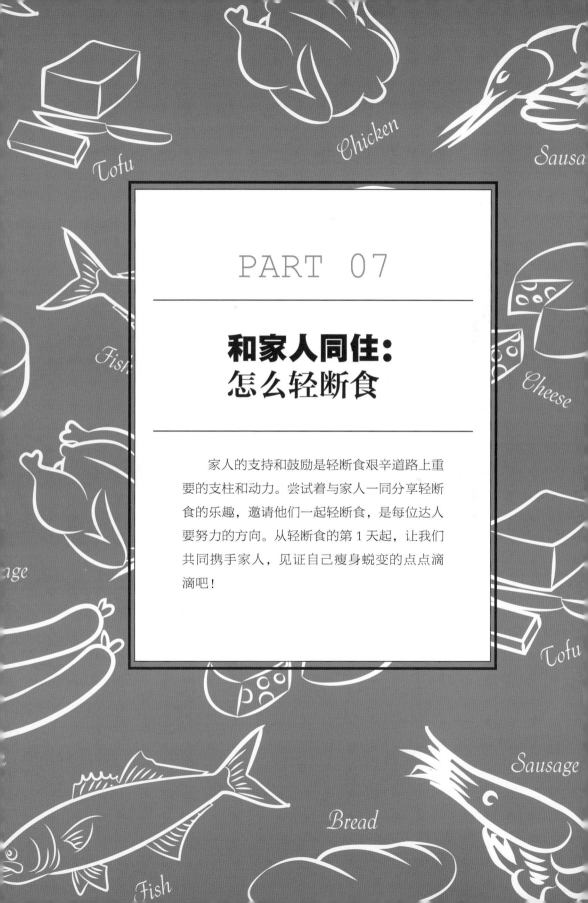

PART 07

和家人同住：
怎么轻断食

　　家人的支持和鼓励是轻断食艰辛道路上重要的支柱和动力。尝试着与家人一同分享轻断食的乐趣，邀请他们一起轻断食，是每位达人要努力的方向。从轻断食的第 1 天起，让我们共同携手家人，见证自己瘦身蜕变的点点滴滴吧！

邀请你的家人一起品尝

家人是坚强的后盾，如果你能说服家人支持你，并积极参与到轻断食的过程中，你会发现轻断食变得更加轻松、更加有趣、更有动力。因此，真诚地邀请你的家人和你一起完成轻断食的奇妙旅程吧！

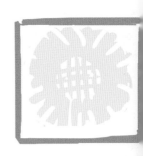

提倡低油、低盐、低热量、营养全面的饮食方式

在家人眼里，你轻断食期间吃的食物会让人没有胃口。即使认同轻断食的好处，但要改变多年以来的饮食习惯实属不易。此时，你要尽可能地告诉家人这种饮食方式对身体好，并不会造成营养不良。反而如果长期高盐，对心脑血管有严重损害；脂肪摄入过多是引起肥胖、高血脂等慢性疾病的危险因素之一。

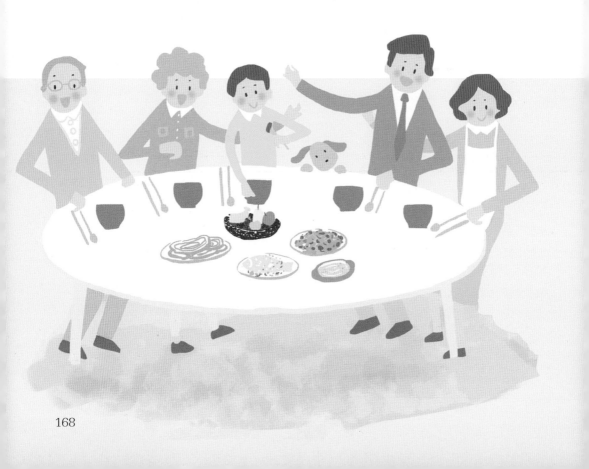

告诉家人轻断食的好处

在下班后或周末，你和家人一起吃饭，他们可能会劝你多吃几碗，或多吃点肉类。此时，你应该主动跟家人解释轻断食的好处，告诉他们，轻断食是一种健康的生活方式，不仅可以减轻体重，还可以缓解高血压、糖尿病，预防癌症，甚至可以延长人的寿命，获得精神上的满足和快乐。当家人对轻断食的态度有所改观时，可以试着劝他们和你一起进行轻断食。

邀请家人一起轻断食

如何邀请家人一起轻断食，恐怕是每个轻断食者的苦恼之处。其实，可以根据家人的喜好，稍微变化轻断食的食谱。如果家人喜欢吃肉类，你可以在沙拉中加点肉，如牛肉沙拉。避免炸、烤等烹饪方式。此外，你所吃的分量一定要控制好，而你的家人可以吃正常所需的分量。

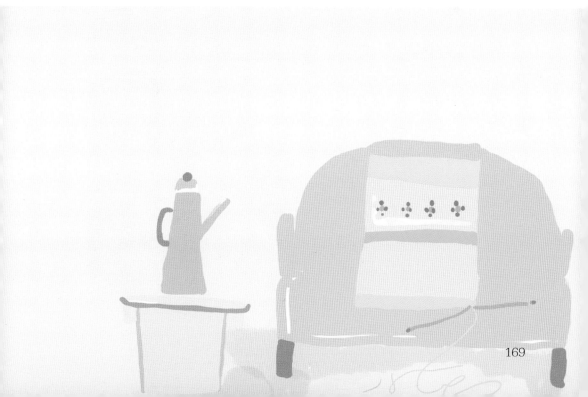

简单美味的轻断食食谱

 ## 西芹鲜鱿

食材： 西芹60克，红椒20克，鱿鱼80克，姜、蒜少许、盐、食用油、水淀粉、麻油适量。

做法：

1.鱿鱼去头和内脏，撕去外皮，然后切花刀，再切成小块，加水淀粉、麻油腌一会儿。

2.汤锅加水烧滚，放入鱿鱼焯一下，鱿鱼打卷后，捞出沥干备用。

3.西芹去皮切片，姜切片，红椒切成菱形。

4.炒锅加食用油烧热，放入姜、蒜炒香，再放入西芹片炒出香味，将鱿鱼放回锅中，再加入红椒，加盐调味，勾薄芡，淋入麻油即可。

营养分析：

富含蛋白质、钙、牛磺酸、维生素B$_1$等多种成分，脂肪含量低，口感鲜嫩，营养丰富。

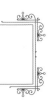
每百克热量
62千卡
建议食量
100克

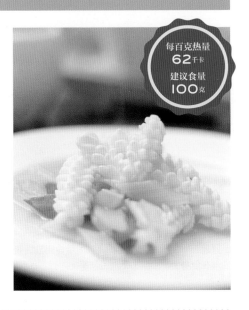

 ## 五彩鲈鱼丁

食材： 鲈鱼肉120克，豌豆20克，豆腐30克，彩椒20克，姜葱末、盐、食用油、淀粉、料酒、香油各适量。

做法：

1.鲈鱼肉洗净切1厘米方丁，加盐、料酒腌制入味；彩椒洗净切丁；豌豆洗净；豆腐切块。

2.小碗中加少许清水、盐、淀粉对好汁。

3.锅内烧水，加豌豆、彩椒丁烫熟，再加豆腐块稍烫，最后把鱼肉焯水，捞起待用。

4.锅内食用油烧热，葱姜末炝锅，加鱼肉及其他配料稍炒，倒入汁液，淋香油出锅。

营养分析：

富含蛋白质、糖类、维生素等物质。

每百克热量
100千卡
建议食量
80克

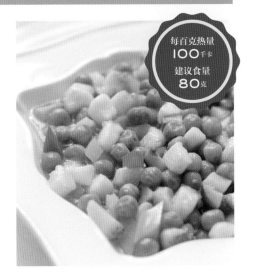

清蒸桂花鱼

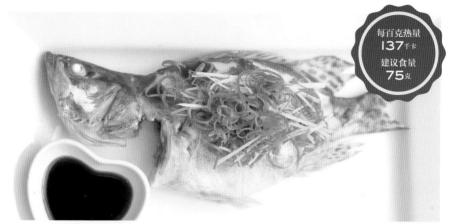

每百克热量
137千卡
建议食量
75克

食材： 桂花鱼200克，姜、盐、食用油、生抽、白胡椒粉适量。

做法：

1.新鲜桂花鱼去掉内脏，洗净备用；姜去皮，洗净，剁碎。

2.用盐、白胡椒粉涂匀鱼身，然后用碎姜末铺匀鱼身。

3.把鱼连碟放进已经把水烧开的锅里，隔水蒸13分钟。

4.蒸完后倒掉碟里的水，往鱼身上均匀地薄薄地淋上一层生抽。

5.另起一个锅，大火，往锅里放适量食用油，烧至油出白烟，把油淋在鱼身上，当发出"滋滋"声的时候，即可食用。

营养分析：

含蛋白质、维生素、矿物质等营养元素，肉质细嫩，极易消化，热量不高，富含抗氧化成分，减肥美容。

山药排骨汤

食材： 排骨150克，山药50克，葱、姜少许，黄酒、盐适量。

做法：

1.山药洗净，去皮切块，蒸2分钟。

2.排骨洗净，砂锅加满水，煮开，撇去浮沫。

3.放姜片、葱结，加黄酒，转小火。

4.煨1小时，拣去葱结，放山药，开中火沸腾后再转小火。

5.半小时后加适量盐，继续煨半小时至山药、排骨酥烂即可。

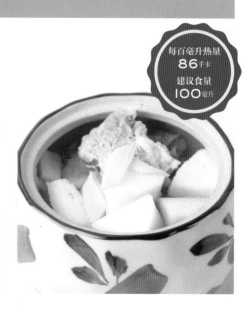

每百毫升热量
86千卡
建议食量
100毫升

营养分析：

可补充人体所需营养，增强体力，强健筋骨，改善贫血，增强免疫功能，经常食用，有减肥健美的作用。

无花果瘦肉汤

食材： 猪瘦肉100克，无花果、蜜枣、盐适量。

做法：

1.猪瘦肉切块焯水，装碗备用。

2.炖盅内加水烧开，将猪瘦肉与洗净的无花果、蜜枣放入炖盅内，隔水炖2小时即可。

3.煮好后装入碗中即可。

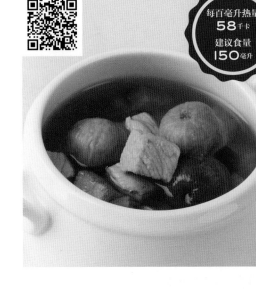

每百毫升热量
58 千卡
建议食量
150 毫升

营养分析：

提供优质蛋白质和必需的脂肪酸，改善缺铁性贫血，健胃清肠，消肿解毒。

葱爆肉片

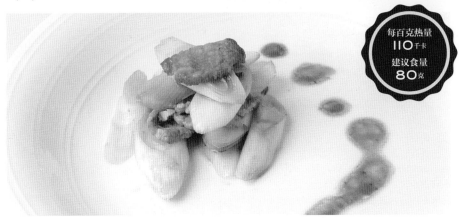

每百克热量
110 千卡
建议食量
80 克

食材： 大葱90克，猪瘦肉120克，食用油、调料适量。

做法：

1.大葱洗净切片，猪瘦肉洗净切片。

2.猪瘦肉片装碗，加盐、胡椒粉、食用油腌渍。

3.起食用油锅，倒入猪瘦肉片炒至变色，再倒入大葱炒出葱香味。

4.加入盐，炒至入味，盛出装盘即成。

营养分析：

提供人体所需脂肪酸，改善贫血，降胆固醇，促进血液循环。

番茄炖牛肉

食材：瘦牛肉100克，番茄50克，葱、姜少许，番茄酱、糖、盐、料酒、食用油各适量。

做法：

1.将瘦牛肉洗净切块，放入锅中，在锅中放入葱段、姜片、少许料酒，上火炖20分钟，将汤水倒出放好，备做牛肉汤用。

2.用食用油、葱爆锅，放入番茄块、番茄酱、少许糖，一起翻炒。

3.酱汁炒好之后，放入瘦牛肉块翻炒，然后倒入牛肉汤，炖煮。

4.30分钟后，放入盐，调味之后就可出锅了。

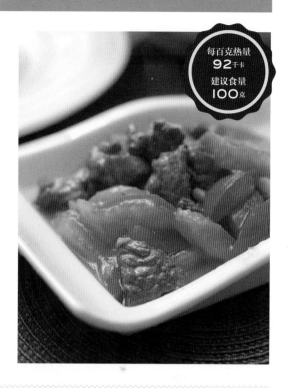

每百克热量 **92**千卡
建议食量 **100**克

营养分析：

味道鲜美，含丰富蛋白质、氨基酸，脂肪含量低，能提高机体抗病能力，调节病后体虚，强筋壮骨。

 # 党参炖乌鸡

食材：乌鸡200克，党参10克，红枣10克，枸杞10克，盐适量。

做法：

1.将乌鸡去除内脏，洗净，以热水焯烫，再以冷水冲凉。

2.炖锅中放入5杯水，将乌鸡、党参、枸杞过水洗净，一齐放入锅中。

3.炖锅置火上烧沸，改用小火炖至乌鸡肉熟烂，加盐调味即可。

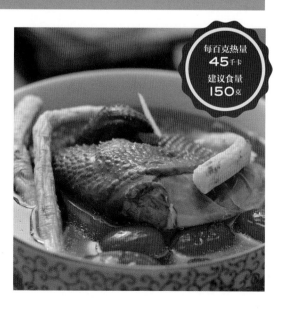

每百克热量 **45**千卡
建议食量 **150**克

营养分析：

营养价值高，胆固醇和脂肪含量低，可以提高生理机能，延缓衰老，强筋健骨，补虚劳，养身体。

清炖牛肉

食材：牛肉100克，葱段、姜块、盐适量。

做法：

1.牛肉切块焯水并冲洗干净，装碗备用。

2.将牛肉放入砂锅中，加冷水至没过牛肉，放入葱段和姜块，大火烧开，炖1小时。

3.加入适量盐，盖上盖，再转小火炖30分钟即可。

4.煮好后装入碗中即可。

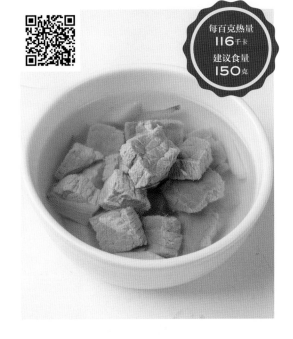

每百克热量
116千卡
建议食量
150克

营养分析：

牛肉含有丰富的蛋白质、氨基酸及维生素B$_6$，能提高机体免疫力。

鲜百合炒鸡胸肉

食材：鸡胸肉100克，百合20克，青椒、红椒各50克，姜片、高汤、盐、食用油、胡椒粉适量。

做法：

1.鸡胸肉洗净切片，用盐、胡椒粉腌制；青椒、红椒切丝。

2.热油锅中放鸡胸肉，快速过油。放青椒丝与红椒丝，大火快炒后立刻起锅。

3.另在锅中倒用食油，姜片爆香。放百合拌炒，加高汤，放鸡胸肉炒匀即可。

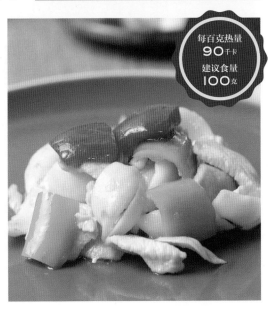

每百克热量
90千卡
建议食量
100克

营养分析：

鸡胸肉蛋白质含量较高，且易被人体吸收。脂肪含量较低，适合减肥人士食用。

泰式牛肉沙拉

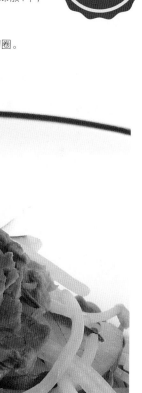

每百克热量
66千卡
建议食量
100克

食材： 牛里脊100克，绿豆芽100克，黄瓜50克，洋葱25克，红辣椒1个，柠檬汁、鱼露、盐、胡椒粉少许。

做法：

1.绿豆芽用清水洗净后沥干备用，黄瓜切片，洋葱切丝，红辣椒切圈。

2.用厨房纸巾按压牛里脊以去除血水，然后放入沸水中焯1分钟。

3.牛里脊放凉后切成适当大小的片。

4.将蔬菜和牛里脊放入碗中，用酱汁拌匀即可。

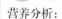

营养分析：

蛋白质含量高，脂肪含量低，味道鲜美，提高机体抗病能力。

三色鱼丸

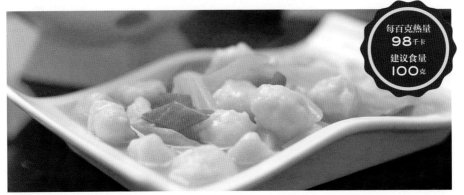

每百克热量
98千卡
建议食量
100克

食材： 鲩鱼100克，西芹20克，胡萝卜、彩椒各10克，鸡蛋清、盐、淀粉、食用油、猪肉汤各适量。

做法：

1.将鲩鱼起肉，去刺，剁成鱼泥，分3次加鸡蛋清、盐、淀粉和适量猪肉汤，顺一个方向搅匀；将鱼肉泥挤成鱼丸子，逐个放入80℃的水锅中，大火焯熟、捞出；将胡萝卜、彩椒、西芹切斜片。

2.起食用油锅，放入胡萝卜片、彩椒片、西芹片，略炒，添入剩余猪肉汤。

3.胡萝卜熟后，下入鱼丸子，淋上麻油即成。

营养分析：

嫩而不腻，开胃滋补，有利于血液循环，有抗衰老、养颜的功效。

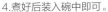 山药乌鸡汤

食材： 乌鸡250克，山药50克，红枣2个，姜片、盐、鸡蛋清适量。

做法：

1.乌鸡洗净剁块，装碗备用。

2.山药去皮，切滚刀块，泡在水中备用。

3.乌鸡块用开水焯一下，冲净血沫后，放入已加入清水的砂锅中，加姜片、红枣、盐，大火烧开后改小火煲1小时。将煮好时放入鸡蛋清。

4.煮好后装入碗中即可。

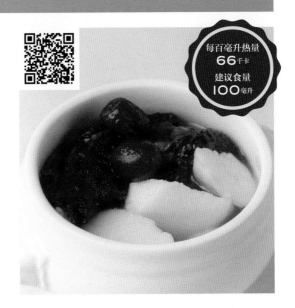

每百毫升热量
66千卡
建议食量
100毫升

营养分析：

口感细嫩，营养丰富，滋补养身，提高生理机能，延缓衰老，强筋健骨。

鱼丸芥菜汤

食材：芥菜200克，新鲜鱼丸150克，高汤、盐适量。

做法：

1.将芥菜洗净切段。

2.放高汤入锅，煮开后倒入鱼丸、芥菜。

3.小火煮2分钟后，加少量盐即可。

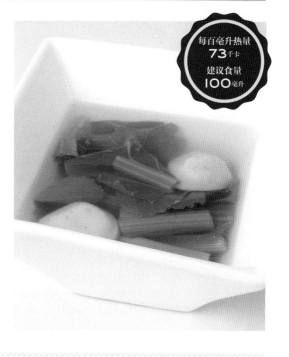

每百毫升热量
73千卡
建议食量
100毫升

营养分析：

含有蛋白质、氨基酸、维生素和微量元素等，鲜美滑嫩，增强机体免疫功能，益智健体。

 # 青椒木耳炒蛋

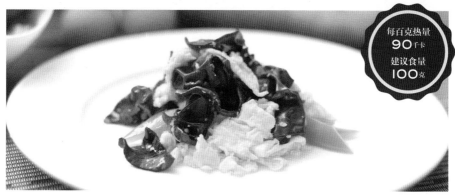

每百克热量
90千卡
建议食量
100克

食材：木耳50克，鸡蛋2个，青椒1个，盐、食用油适量。

做法：

1.木耳泡发洗净，青椒洗净切斜片，鸡蛋打成鸡蛋液。

2.温油锅中放鸡蛋液煎至金黄，用铲子切成块。加食用油，放木耳、青椒片翻炒，加盐炒熟即可。

营养分析：

味道鲜美，营养丰富，能益气强身，养血驻颜。

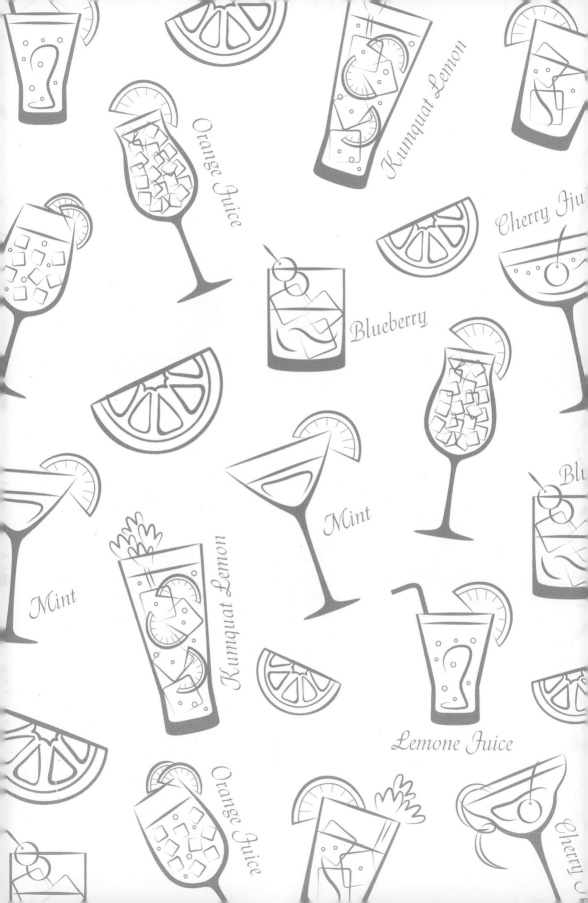

PART 08

办公室：怎么轻断食

办公室是我们工作、生活的重要场所，将方便携带、容易保鲜的轻断食食物带到你的办公室，如水果、沙拉、花果茶，在工作之余享用这些美味，不仅不会因工作而干扰轻断食的正常进程，还可以让枯燥的工作变得有滋有味起来，并助你在轻断食的道路上越走越顺利。

准备好在办公室要吃的食物

很多上班族都特别发愁，白天去公司上班，午餐不知道如何安排；将食物带到公司来，担心变质或不新鲜；去外面餐馆吃，又担心热量无法控制，营养也很难均衡。如何进行轻断食呢？其实，只要巧妙地选择易于保存和方便带到公司的低热量食物即可，如水果、沙拉、粥等。这样到饭点的时候，你就不用发愁到哪里去吃饭的问题，还可以留出时间，在椅子或者沙发上闭目养神小憩一会，下午工作的效率也会更高。

2 花果茶

花果茶可加快食物消化、排毒养颜、瘦身，对于正在轻断食的白领们来说，也是一个不错的选择。可以周末去超市买几袋花果茶，如山楂、茉莉、菊花、柠檬等。带到公司后，在茶杯中放入适量花果茶，倒入开水，盖上盖子焖一会，稍凉后即可。记住，糖和蜂蜜都是高热量食物，尽量少放或者不放。

1 沙拉

由蔬菜和水果做成的沙拉，不仅热量低，也便于携带。你可以提前买好所需食材，在家把食材洗好、切好，放到玻璃饭盒中密封好。带到办公室之后，把饭盒放入冰箱保鲜，到午餐饭点时，放少许酱汁，搅拌一下即可享用了。

3 水果

新鲜水果中含有丰富的胡萝卜素、维生素C和维生素E，既能为轻断食者补充维生素，也便于携带。苹果、猕猴桃、圣女果等都是比较好的选择，下午饿了的话，可以吃其中一种水果，作为加餐。

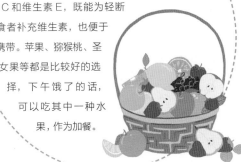

4 粥

一些低热量的粥，如玉米片红薯粥、丝瓜粥也比较适合轻断食者在上班期间食用。你可以提前在家用高压锅煲好，装在自己的玻璃饭盒中，带到公司，最好放到冰箱里保存，以防变质。到中午时，放到微波炉中充分加热就可以食用了。

5 汤

很多肉汤或蔬菜汤不仅营养丰富，热量也比较低，还方便带到办公室。上班族可以提前在家做好，再带到办公室。为了保持食物的新鲜度，最好放到冰箱中。加热前，最好将饭盒盖打开，以免汤受热膨胀溢出。充分加热后，你就可以享用了。

6 鸡蛋

鸡蛋既不会制造太多热量，又能为身体提供蛋白质。上班族可以携带在家做好的蛋卷，如紫菜蛋卷，作为早餐或中餐食用。也可以带 1 个鸡蛋和电热水壶到公司，自己煮鸡蛋吃。最好用冷水煮，水开后等 15 分钟后再捞出来。

7 奶制品

奶制品是一种营养价值高、易消化吸收的天然食品。在轻断食期间摄取一定量的奶制品，可以为人体补充优质蛋白质、维生素A、钙等。奶制品可以自己从家带过来，也可以在公司附近的便利店买。最好选择脱脂的酸奶和牛奶，降低热量的摄取。

方便美味的轻断食食谱

竹笋彩椒沙拉

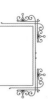
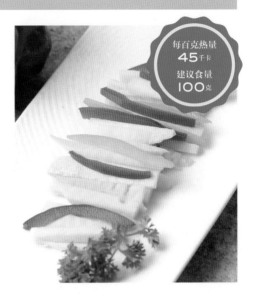
每百克热量
45千卡
建议食量
100克

食材： 竹笋200克，彩椒、盐、白醋、橄榄油适量。

做法：

1.竹笋洗净，切成斜段；彩椒洗净，切丝。

2.锅内加水烧沸，放入竹笋段、彩椒丝焯熟后，捞起沥干装入盘中。

3.加入盐、醋、橄榄油拌匀后即可。

营养分析：

低脂肪、低糖、多纤维，促进肠道蠕动，帮助消化，预防大肠癌，减肥清脂。

胡萝卜紫甘蓝沙拉
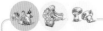

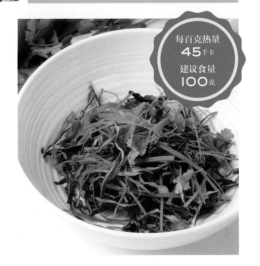
每百克热量
45千卡
建议食量
100克

食材： 胡萝卜50克，紫甘蓝100克，香菜叶5克，橄榄油5克，盐、白醋适量。

做法：

1.胡萝卜洗净，去皮，切丝；紫甘蓝洗净，切丝；香菜叶洗净，沥干水分。

2.将上述食材摆入盘中，放入橄榄油、盐、白醋拌匀即可。

营养分析：

营养美味，热量低，很适合瘦身者食用。

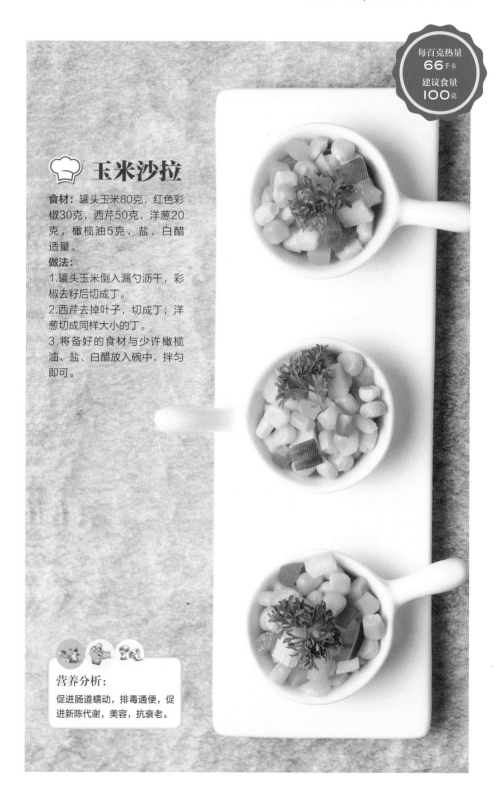

每百克热量
66千卡
建议食量
100克

玉米沙拉

食材：罐头玉米80克，红色彩椒30克，西芹50克，洋葱20克，橄榄油5克，盐、白醋适量。

做法：

1. 罐头玉米倒入漏勺沥干，彩椒去籽后切成丁。
2. 西芹去掉叶子，切成丁；洋葱切成同样大小的丁。
3. 将备好的食材与少许橄榄油、盐、白醋放入碗中，拌匀即可。

营养分析：

促进肠道蠕动，排毒通便，促进新陈代谢，美容，抗衰老。

红枣桂圆姜茶

食材： 红枣10克，姜15克，桂圆干10克，红糖少许。

做法：

1.取一碗清水，放入红枣，清洗干净，去核待用。

2.将去皮洗净的姜切片；洗好去核的红枣，切圆片。

3.汤锅中加水烧热，倒入桂圆干、姜片和红枣片，煮沸后转小火煮至材料析出有效成分。

4.揭盖，撒上红糖搅拌均匀，煮至红糖溶化，盛出即可。

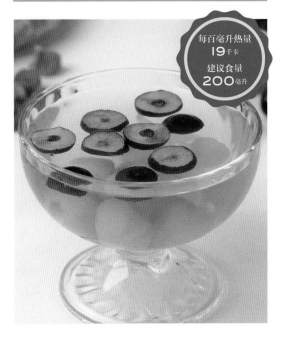

每百毫升热量 19千卡
建议食量 200毫升

营养分析：
含有蛋白质、糖分及多种维生素和微量元素，可补血，增强免疫力。

 ## 菊花水果茶

食材： 苹果50克，红枣18克，菊花3克。

做法：

1.菊花洗净；苹果洗净，切片；红枣去核洗净，切圆片。

2.汤锅置火上，倒入备好的红枣和菊花，加入清水煮约15分钟，至材料析出有效成分。

3.倒入苹果，拌匀，小火续煮至苹果熟软，关火盛出即可。

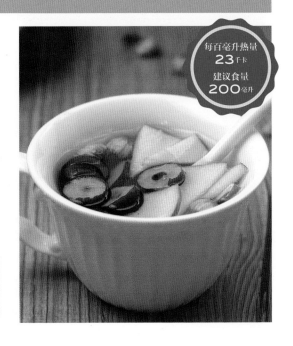

每百毫升热量 23千卡
建议食量 200毫升

营养分析：
具有增强免疫力、美容养颜等功效，适合夏季饮用。

玫瑰茉莉茶

食材： 玫瑰花5克，茉莉花5克。
做法：
1.玫瑰花、茉莉花洗净。
2.将洗好的玫瑰花和茉莉花放入杯中，加入开水，盖上盖焖约15分钟后即可揭盖饮用。

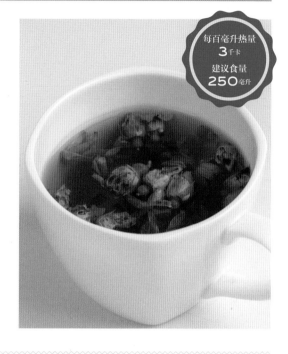

每百毫升热量
3千卡
建议食量
250毫升

营养分析：
美容养颜，排毒护肤，帮助消化，调节机理，使皮肤光滑柔嫩。

 ## 玉米片红薯粥

食材： 红薯100克，玉米片50克。
做法：
1.去皮洗净的红薯切滚刀块，备用。
2.砂锅中加入适量清水烧热，倒入备好的玉米片。
3.烧开后用小火煮约30分钟，倒入切好的红薯，用小火续煮约20分钟，至食材熟透。
4.揭盖，搅拌几下，关火后盛入碗中即可。

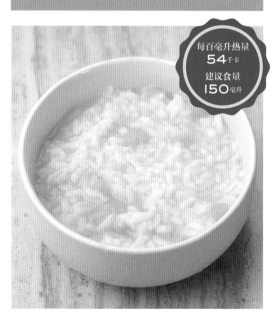

每百毫升热量
54千卡
建议食量
150毫升

营养分析：
富含膳食纤维、B族维生素、钾、镁等营养成分，能促进肠道蠕动，预防便秘及肥胖。

丝瓜粥

食材： 丝瓜100克，大米40克。

做法：

1.将丝瓜洗净，切片；大米淘洗干净，备用。

2.锅内加水适量，放入大米煮粥，八成熟时加入丝瓜片，再煮至粥熟即成。

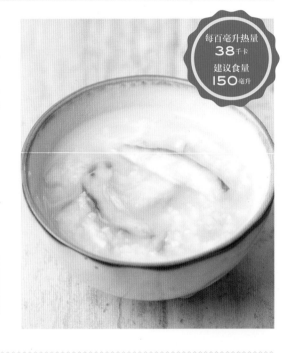

每百毫升热量
38千卡
建议食量
150毫升

营养分析：

防止皮肤老化，美白，消除斑块，使皮肤细嫩，还有抗过敏、美容之效。

 ## 紫菜鱼丸汤

食材： 紫菜5克，鱼丸150克，番茄少量，盐、食用油适量。

做法：

1.紫菜放入煎锅，用几滴油稍微焙香之后，剪成小块备用。

2.取汤锅加入清水和鱼丸，大火煮开后，改中火再煮10分钟，至鱼丸涨发起来。

3.加入紫菜块拌匀，重新煮开后，加入番茄、食用油、盐进行调味，然后关火即可出锅。

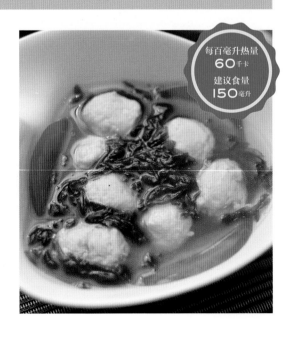

每百毫升热量
60千卡
建议食量
150毫升

营养分析：

营养丰富，含有多种维生素，有活跃脑神经，预防衰老和记忆力衰退的功效。

乡村蛋卷

食材： 鸡蛋2个，黄瓜1根，胡萝卜适量，盐、食用油适量。

做法：

1. 胡萝卜削皮、切片，再切丝，装碗备用。
2. 黄瓜削皮、切斜片，再切丝，装碗备用。
3. 鸡蛋打散，加入适量盐搅匀备用。
4. 锅中加入适量油，将鸡蛋液倒入后，转动锅。待鸡蛋液完全凝固后，将蛋皮放入盘中摊凉。
5. 将胡萝卜丝、黄瓜丝平铺在蛋皮上，将蛋皮卷起后，切断装盘即可。

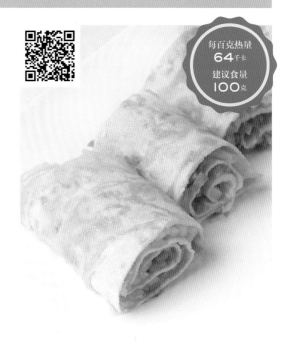

每百克热量
64千卡
建议食量
100克

营养分析：

营养丰富，可健脑、美容，收敛和消除皮肤皱纹。

 ## 生菜蛋卷

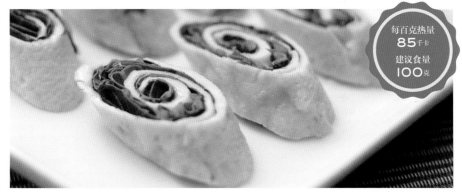

每百克热量
85千卡
建议食量
100克

食材： 鸡蛋2个，生菜、黄瓜、盐、食用油适量。

做法：

1. 黄瓜切丝；鸡蛋打散，加入适量盐搅匀备用。
2. 锅中加入适量食用油，将鸡蛋液倒入后，转动锅，待鸡蛋液完全凝固后，将蛋皮放入盘中摊凉。
3. 将生菜、黄瓜丝平铺在蛋皮上，卷起切块即可。

营养分析：

纤维含量高，热量低，清脂瘦身，增强免疫力，抗衰老，降血脂，调节机体的新陈代谢。

四季豆圣女果沙拉

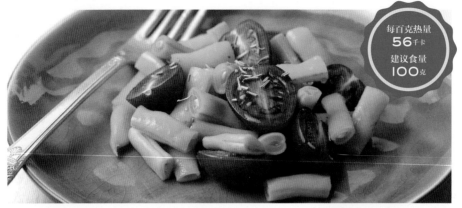

每百克热量
56千卡
建议食量
100克

食材： 四季豆200克，圣女果40克，橄榄油5克，迷迭香粒、盐、白醋少许。

做法：

1.四季豆择洗干净，沥干水后切段备用；圣女果洗净，对半切开。

2.将四季豆放入沸水中焯熟后捞出，倒入盘中，然后放上圣女果。将橄榄油、盐、白醋淋在沙拉上，拌匀后，撒上迷迭香粒即可。

营养分析：

富含蛋白质和多种氨基酸，常食可健脾胃，增进食欲。

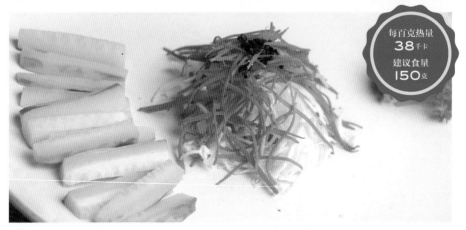 **包菜丝黄瓜沙拉**

每百克热量
38千卡
建议食量
150克

食材： 包菜200克，黄瓜100克，胡萝卜100克，白醋、橄榄油、盐适量。

做法：

1.包菜、胡萝卜洗净切丝，过水焯熟；黄瓜洗净切条。

2.将以上材料装盘，放醋、橄榄油、盐拌匀即可。

营养分析：

提高人体免疫力，预防感冒，缓解便秘，适合肥胖者食用。

生菜柠檬沙拉

食材: 生菜100克,柠檬20克,番茄150克。

做法:

1.将生菜洗净,晾干备用;柠檬洗净,切成薄片;番茄洗净,切成块状。

2.将以上食材装入盘中,加入盐、白醋、橄榄油拌匀即可。

每百克热量
30千卡
建议食量
150克

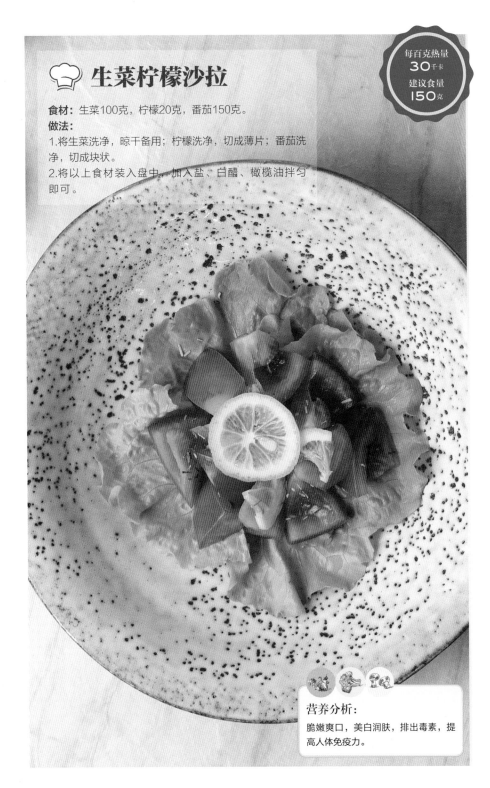

营养分析:

脆嫩爽口,美白润肤,排出毒素,提高人体免疫力。

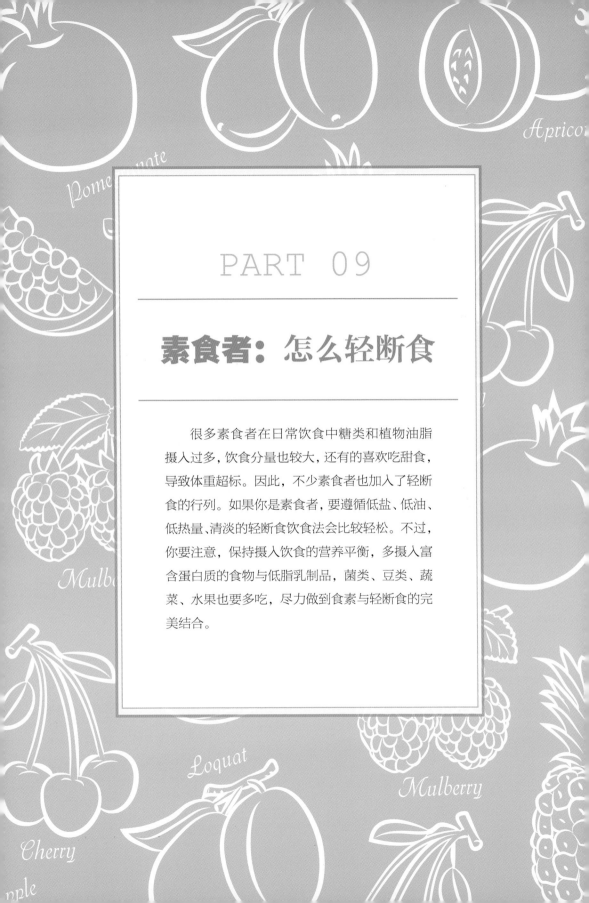

PART 09

素食者：怎么轻断食

　　很多素食者在日常饮食中糖类和植物油脂摄入过多，饮食分量也较大，还有的喜欢吃甜食，导致体重超标。因此，不少素食者也加入了轻断食的行列。如果你是素食者，要遵循低盐、低油、低热量、清淡的轻断食饮食法会比较轻松。不过，你要注意，保持摄入饮食的营养平衡，多摄入富含蛋白质的食物与低脂乳制品，菌类、豆类、蔬菜、水果也要多吃，尽力做到食素与轻断食的完美结合。

素食者轻断食的营养搭配

　　素食者在轻断食那2天，要适量摄取蛋白质和低脂乳制品，如植物蛋白粉、素肉、脱脂牛奶等，这样才不会饥肠辘辘；维生素D、维生素B$_{12}$、锌等营养元素要保证充足，这样才不致于营养不良。此外，素食者在轻断食的那2天，一定要多吃蔬菜、水果，加强蛋白质的补充。

每天一袋牛奶

主要目的是补钙。乳糖不耐者和严格素食者也可以喝豆浆来代替，不过量最好增加到两袋。

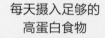

每天摄入足够的高蛋白食物

蛋白质是人类生命活动中最重要的物质基础，参与组成人体各种组织和器官，但蛋白质不能太多也不能太少，合适就好。一般而言，就是100克豆腐或25克黄豆。

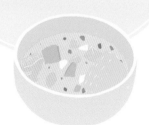

每天摄取50~150克淀粉类食物

这相当于100~200克主食，对体质不同的人来说，这个数值也不是固定的，根据自身情况适当调整，还能起到控制体重的作用。

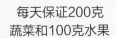

**每天保证200克
蔬菜和100克水果**

新鲜的蔬菜（每日摄入三
种）和水果（每日摄入两种）能
为身体补充丰富的维生素和纤
维素，能起到预防癌症
的作用。

**有粗有细、不甜不咸、
三四五顿、七八分饱**

粗、细粮搭配，一周吃三四
次粗粮；少吃盐、少吃糖；在控制
总量的基础上，每天吃三顿，可适
当加餐一至两顿，少量多餐。

注意食物的多样性

素食者在轻断食时，番茄、红
苹果、草莓等红色食品，黄豆（豆类和
豆制品）、黄豆芽、柑橘、南瓜等黄色食物，
山药、白萝卜等白色食品，芹菜、菠菜、
空心菜等绿色食物，香菇、黑木耳、黑
豆、紫米、紫菜等黑色食物都要
适量补充。

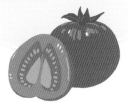

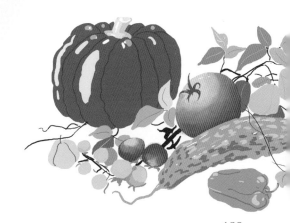

轻断食素食食谱

虾皮豆腐脑

食材： 豆腐脑200克，虾皮10克，盐、食用油适量。

做法：

1.虾皮泡软，沥干备用。

2.在锅里放适量水，烧开后放入豆腐脑。再放入虾皮，少许盐、食用油，略煮片刻后即可。

营养分析：

营养丰富，含有人体必需的多种微量元素，利于吸收，增加营养，防治骨质疏松症。

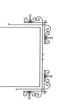

每百克热量
34千卡
建议食量
150克

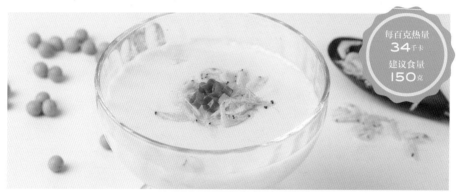

糙米牛蒡饭

食材： 水发糙米60克，牛蒡50克，白醋少许。

做法：

1.洗好去皮的牛蒡切成条，再切成丁。

2.锅中加入适量清水烧开，放入牛蒡丁，淋入少许白醋，搅匀，煮至断生，捞出，装盘待用。

3.砂锅中加入适量清水，用大火烧热，倒入泡发好的水发糙米，放入牛蒡丁，拌匀。

4.盖上锅盖，大火煮开后转中火煮40分钟至熟，盛出即可。

每百克热量
96千卡
建议食量
100克

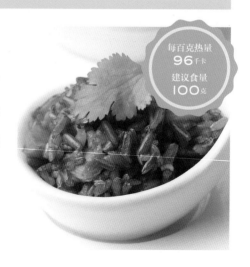

营养分析：

含大量的膳食纤维，加速肠道蠕动，预防便秘和肠癌，还有消脂减肥的作用。

香菇拌荷兰豆

食材： 鲜香菇60克，荷兰豆100克，盐、食用油、芝麻油适量。

做法：

1.锅中加水烧开，加入盐、食用油，放入洗净的荷兰豆，搅匀，煮半分钟，捞出，沥干水分，放凉，备用。

2.沸水锅中倒入洗净的鲜香菇，搅匀，煮半分钟，捞出鲜香菇，沥干水分，放凉，切长条，备用。

3.荷兰豆装入碗中，加入盐、芝麻油，拌匀。

4.将拌好的荷兰豆装入盘中，再放上切好的香菇即可。

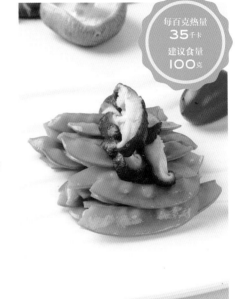

每百克热量
35千卡
建议食量
100克

营养分析：

含有蛋白质、多种维生素和矿物质等营养成分，提高免疫力，延缓衰老。

玫瑰红豆浆

食材： 玫瑰花5克，水发红豆45克。

做法：

1.将水发红豆倒入碗中，加水搓洗干净，沥干水分备用；玫瑰花洗净。

2.把洗净的水发红豆倒入豆浆机中，倒入洗好的玫瑰花，加水至水位线即可。

3.盖上豆浆机机头，选择"五谷"程序，再选择"开始"键，开始打浆。

4.待豆浆机运转约15分钟（"嘀嘀"声响起）后，滤取红豆浆即可。

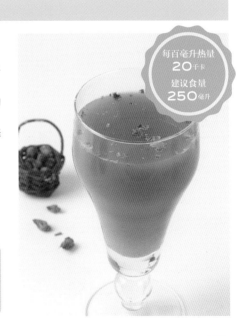

每百毫升热量
20千卡
建议食量
250毫升

营养分析：

含有蛋白质、维生素、矿物质等营养成分，消肿利尿，美容养颜，调节机理。

桂花豆浆

食材： 水发黄豆50克，桂花少许。

做法：

1.取豆浆机，倒入洗净的桂花、水发黄豆，加入适量清水，至水位线即可。

2.盖上豆浆机机头，选择"五谷"程序，再选择"开始"键。

3.待豆浆机运转约20分钟（"嘀嘀"声响起）后，即成豆浆。

4.断电后取下机头，把豆浆倒入滤网中，滤取豆浆即可饮用。

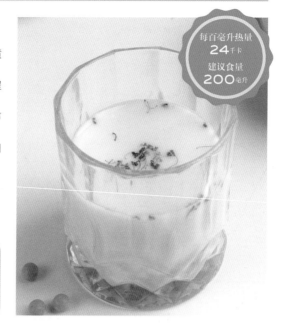

每百毫升热量
24千卡
建议食量
200毫升

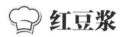

营养分析：

营养全面，易吸收，促进肠道蠕动，防止便秘和降低肠癌的风险。

红豆浆

食材： 水发红豆100克。

做法：

1.把水发红豆倒入碗中，加水搓洗干净，沥干水分。

2.把水发红豆倒入豆浆机中，加水至水位线，盖上机头，选择"五谷"程序，再选择"开始"键，开始打浆。

3.待豆浆机运转约15分钟（"嘀嘀"声响起）后，断电，将红豆浆倒入滤网中，滤去豆渣。

4.将红豆浆倒入杯中，待稍微放凉后即可饮用。

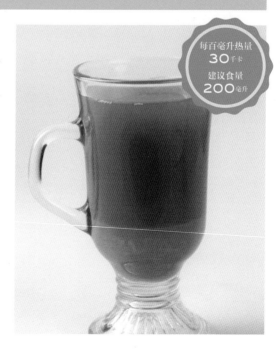

每百毫升热量
30千卡
建议食量
200毫升

营养分析：

含有蛋白质、B族维生素和多种矿物质，润肠通便，降血压、血脂，调节血糖，减肥瘦身。

丝瓜豆腐汤

食材： 豆腐150克，去皮丝瓜80克，姜丝少许，盐、食用油适量。

做法：

1.洗净的丝瓜切厚片。

2.洗好的豆腐切厚片，切粗条，改切成块。

3.沸水锅中倒入备好的姜丝，放入切好的豆腐块，倒入切好的丝瓜片，稍煮片刻至沸腾，加入盐、食用油，拌匀，煮约6分钟至熟透。

4.关火后，盛出煮好的汤，装入碗中即可食用。

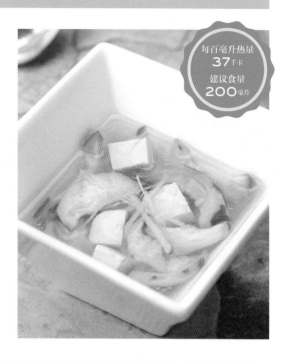

每百毫升热量
37千卡
建议食量
200毫升

营养分析：

富含钙质和不饱和脂肪酸，可帮助身体补充足量的钙。

 马蹄蔬菜汤

食材： 马蹄、南瓜各100克，番茄、大白菜各50克，盐、食用油适量。

做法：

1.番茄、大白菜切小块；去皮的南瓜切片；马蹄切去蒂，再切片。

2.锅中加水烧开，放食用油、盐，倒入马蹄片、南瓜片、大白菜块、番茄块，拌匀。

3.盖上盖，用中火煮4分钟，至食材熟透，汤汁入味。关火后将煮好的汤料盛出即可。

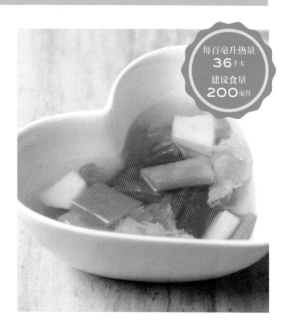

每百毫升热量
36千卡
建议食量
200毫升

营养分析：

提高机体免疫功能，活跃人体新陈代谢，促进造血功能，消暑除烦。

芦笋玉米番茄汤

食材： 玉米、芦笋、番茄各100克，盐、食用油适量。

做法：

1.将洗净的芦笋切成段，洗好的玉米棒切成小块，洗净的番茄切成小块。

2.砂锅中加入适量清水烧开，倒入切好的玉米棒，放入番茄块，煮沸后用小火煮约15分钟，至食材熟软。

3.揭盖，淋上食用油，倒入芦笋段，拌匀，加入盐，拌匀调味，续煮一会儿，至食材熟透。

4.关火后盛出煮好的汤即成。

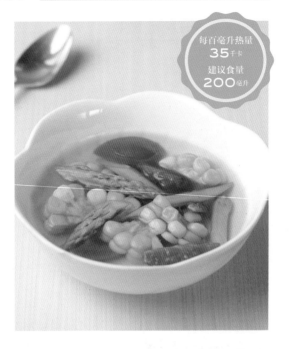

每百毫升热量
35千卡
建议食量
200毫升

营养分析：

防治便秘，美容养颜，促进新陈代谢，抗衰老。

豆腐包菜

食材： 包菜100克，豆腐100克，葱适量，盐、食用油适量。

做法：

1.包菜切好用清水洗净，豆腐洗净切小块，葱切丝。

2.用食用油起锅，加葱丝爆炒，再加包菜翻炒一会，放豆腐块、盐一起翻炒至熟即可。

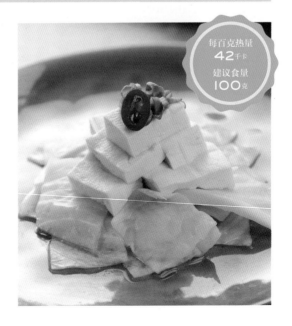

每百克热量
42千卡
建议食量
100克

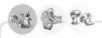

营养分析：

热量低，促消化，预防便秘，有助减肥，提高人体免疫力，预防感冒，防衰老、抗氧化。

黑白菜

食材： 木耳50克，白菜梗100克，盐、食用油、湿淀粉各适量，彩椒少许。

做法：

1.把泡发好的木耳择洗干净，白菜梗切丝。

2.炒锅内放食用油烧热，随即下入白菜梗煸炒片刻，放入木耳、彩椒，加盐，炒拌均匀，用湿淀粉勾芡，装盘即可。

每百克热量
40千卡
建议食量
100克

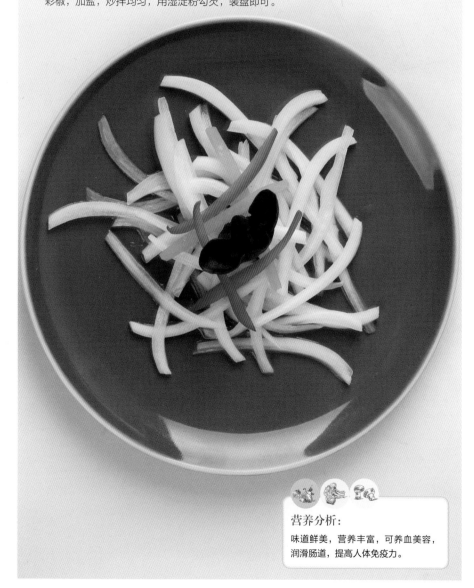

营养分析：

味道鲜美，营养丰富，可养血美容，润滑肠道，提高人体免疫力。

白灼黄秋葵

食材： 黄秋葵150克，橄榄油5克，盐适量。

做法：

1.将黄秋葵洗净后，烧锅开水，放入适量盐，将黄秋葵放进去。

2.水再次开后，煮上1~2分钟，捞出。

3.将焯过水的黄秋葵切成小段，装碟。

4.锅中放入适量橄榄油烧热后，用勺将热油淋在黄秋葵上即可。

营养分析：

营养丰富，口感爽滑，有护胃养胃、强肾补虚之功效。

每百克热量 **60**千卡 建议食量 **100**克

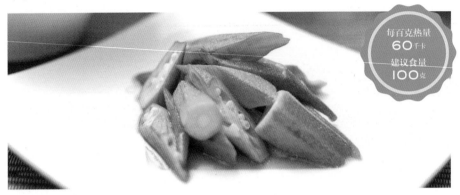

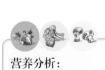 素炒木耳菜

食材： 木耳菜120克，蒜、盐、麻油适量。

做法：

1.将木耳菜择洗干净，沥干。

2.将大蒜剁成碎末。

3.炒锅置火上，烧热后，投入木耳菜炒至断生，加入盐，淋上麻油即成。

每百克热量 **36**千卡 建议食量 **200**克

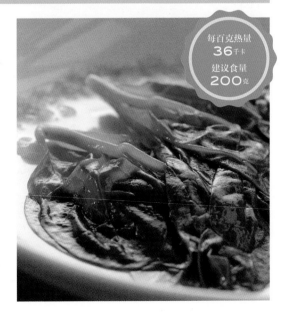

营养分析：

含多种维生素和钙、铁，味道清香，营养价值高，常食有健脑、降压、补骨、增智、强身、健体之功效。

洋葱生菜西芹沙拉

食材： 紫叶生菜50克，圣女果3个，西芹80克，彩椒40克，洋葱3克，白醋、橄榄油、盐适量。

做法：
1.将西芹、洋葱、彩椒洗净，分别切长条；圣女果洗净，切两半。
2.将紫叶生菜铺在盘底，将彩椒、洋葱、西芹和圣女果一起装盘。
3.淋上白醋、橄榄油、盐拌匀即可。

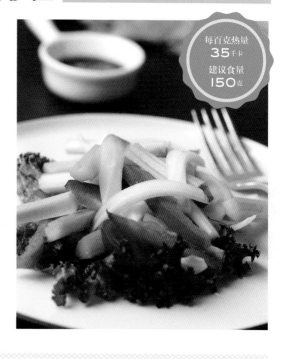

每百克热量
35千卡
建议食量
150克

营养分析：
营养价值高，助消化，促进血液循环，具有御寒、抗衰老和抗癌的功能。

青木瓜番茄沙拉

食材： 青木瓜100克，番茄1个，彩椒10克，白醋、橄榄油、盐适量。

做法：
1.将青木瓜洗净后去皮，切开去籽，瓜肉切成细丝状。
2.将彩椒洗净后切丝，番茄洗净后切成片。
3.将青木瓜、彩椒、番茄和白醋、橄榄油、盐一起拌匀装入碗中即可。

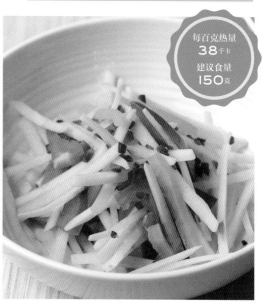

每百克热量
38千卡
建议食量
150克

营养分析：
富含多种氨基酸和营养元素，助消化，润滑肌肤，分解体内脂肪，刺激女性激素分泌。

芹菜炒木耳

食材： 芹菜100克，木耳200克，胡萝卜半根，食用油、姜适量。

做法：

1.芹菜去叶洗净切段；木耳泡发洗净，撕成小朵，胡萝卜洗净切丝；姜切丝。

2.用食用油起锅，加入姜丝爆香，放芹菜、木耳、胡萝卜丝翻炒，加适量盐调味炒匀即可。

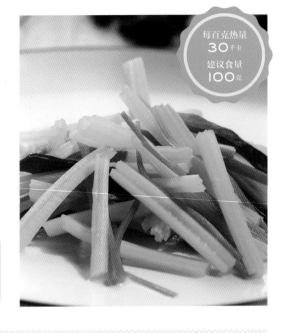

每百克热量 30千卡 建议食量 100克

营养分析：

含丰富的维生素、矿物质，可美白护肤，清脂减肥。

菠菜沙拉

食材： 菠菜150克，橄榄油和盐少许。

做法：

1.将菠菜用清水洗净，切成大段。

2.将菠菜段放入开水中焯熟，捞出装碟备用。

3.将橄榄油、盐混合成料汁浇在菠菜上，拌匀即可。

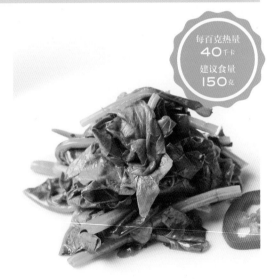

每百克热量 40千卡 建议食量 150克

营养分析：

可以增强人体对铁元素的吸收，促进人体健康。

香拌金针菇

食材： 金针菇100克，黄瓜30克，胡萝卜20克，盐和食用油少许。

做法：

1.将金针菇洗净，锅中放适量水，煮开后放入金针菇，煮熟后用冷水冲洗后捞出备用。

2.黄瓜、胡萝卜洗净，切成丝；锅中放适量水，煮开后滴入几滴油，放入胡萝卜丝，煮熟后用冷水冲洗后捞出备用。

3.把金针菇、黄瓜丝、胡萝卜丝放入容器中，放入盐，抓拌均匀。

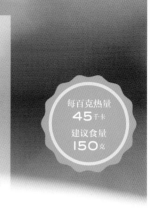

每百克热量
45千卡
建议食量
150克

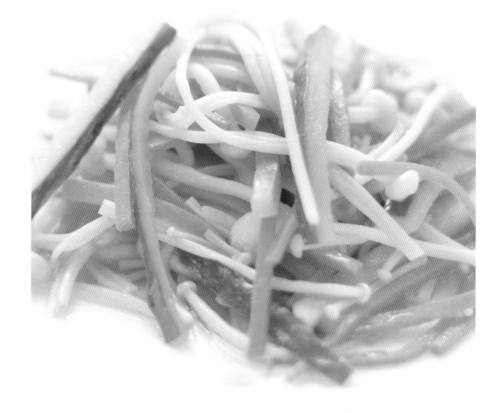

营养分析：
促进新陈代谢，缓解疲劳。

附录
常见食物热量表

五谷类

食品名称	单位	热量	食品名称	单位	热量	食品名称	单位	热量
大麦	100克	354千卡	花卷	100克	217千卡	家乐氏杂锦果麦	100克	383千卡
小米	100克	358千卡	即食脆香米	100克	396千卡	提子包	100克	274千卡
小麦	100克	352千卡	鸡蛋面包	100克	287千卡	甜面包	1个(60克)	210千卡
小麦餐包	100克	273千卡	金黄粟米	100克	365千卡	椰丝面包圈	100克	320千卡
牛奶麦片	100克	67千卡	法式面包	100克	277千卡	黑麦	100克	335千卡
牛油面包	100克	329千卡	油条	100克	386千卡	黑麦面包	100克	259千卡
玉米罐头	100克	6千卡	荞麦	100克	343千卡	裸麦粗面包	100克	250千卡
白方包	100克	290千卡	桂格燕麦方脆	100克	386千卡	鲜玉米	100克	106千卡
白饭	100克	130千卡	高粱	100克	339千卡	馒头	100克	231千卡
白面包	100克	267千卡	高粱米	100克	351千卡	燕麦	100克	389千卡
白糯米饭	100克	97千卡	家乐氏卜卜米	100克	377千卡	燕麦片	100克	367千卡
西米	100克	358千卡	家乐氏玉米片	100克	365千卡	薏米	100克	357千卡
全麦面包	100克	305千卡	家乐氏可可片	100克	388千卡	糙米饭	100克	111千卡
多种谷物面包	100克	250千卡	家乐氏全麦维	100克	264千卡			
麦方包	100克	270千卡	家乐氏香甜玉米片	100克	383千卡			

蔬菜类

食品名称	单位	热量	食品名称	单位	热量	食品名称	单位	热量
大芥菜	100克	47千卡	芋头	100克	94千卡	荷兰豆	100克	32千卡
大蒜	100克	40千卡	番茄	100克	14千卡	海带	100克	36千卡
马蹄	100克	68千卡	西芹	100克	5千卡	空心菜	100克	20千卡
水煮甘荀	1条(72克)	31千卡	胡萝卜	100克	60千卡	菜心	100克	20千卡
水煮白菜	1碗(170克)	20千卡	芽菜	100克	20千卡	菠菜	100克	19千卡
水煮西蓝花	1碗(156克)	44千卡	苋菜	100克	40千卡	葱	100克	47千卡
水煮青豆	1碗(196克)	231千卡	豆苗	100克	40千卡	熟红豆	1碗(256克)	208千卡
水煮椰菜	1碗(150克)	32千卡	黄瓜	100克	12千卡	熟豆腐	1块(112克)	85千卡
水煮红薯	1个(151克)	160千卡	青萝卜(熟)	100克	23千卡	熟豆腐泡	6个(100克)	316千卡
生菜	1碗(56克)	10千卡	青椒	100克	14千卡	熟眉豆	1碗(171克)	198千卡
白萝卜(熟)	100克	20千卡	苦瓜	100克	12千卡	熟黄豆	1碗(172克)	298千卡
白菜	100克	17千卡	茄子	100克	26千卡	芦笋	100克	15千卡
冬瓜	100克	40千卡	洋葱	100克	35千卡			
丝瓜	100克	17千卡	莲藕	100克	52千卡			

水果类

食品名称	单位	热量	食品名称	单位	热量	食品名称	单位	热量
干枣	100克	287千卡	牛油果	100克	161千卡	樱桃	100克	46千卡
大树菠萝	100克	94千卡	石榴	100克	63千卡	杏	100克	48千卡
山楂	100克	95千卡	桂圆干	100克	286千卡	杏脯干	100克	238千卡
无花果	100克	74千卡	芒果	100克	65千卡	李子	100克	55千卡
无花果干	100克	255千卡	西瓜	100克	25千卡	杨桃	100克	29千卡
无核葡萄干	100克	300千卡	西梅干	100克	239千卡	杨梅	100克	28千卡
木瓜	100克	39千卡	橙子	100克	47千卡	青柠	100克	30千卡

续表

水果类

食品名称	单位	热量	食品名称	单位	热量	食品名称	单位	热量
苹果	100克	52千卡	香蕉	100克	92千卡	蓝莓	100克	56千卡
枇杷	100克	39千卡	桃	100克	43千卡	榴梿	100克	147千卡
猕猴桃	100克	61千卡	糖水桃罐头	100克	58千卡	龙眼	100克	70千卡
金橘	100克	63千卡	海棠果	100克	73千卡	鲜枣	100克	122千卡
油柑子	100克	38千卡	接骨木果	100克	73千卡	鲜荔枝	100克	70千卡
草莓	100克	30千卡	黄皮	100克	31千卡	蜜枣	100克	321千卡
荔枝	100克	66千卡	菠萝	100克	41千卡	蜜饯杏脯	100克	329千卡
柑	100克	51千卡	雪梨	100克	73千卡	蜜柑	100克	44千卡
柚子	100克	41千卡	梨	100克	32千卡	橄榄	100克	49千卡
柿	100克	71千卡	葡萄	100克	43千卡	醋栗	100克	44千卡
柿饼	100克	250千卡	葡萄干	100克	341千卡	覆盆子	100克	49千卡
柠檬（连皮）	100克	20千卡	黑莓	100克	52千卡			
哈密瓜	100克	34千卡	番石榴	100克	41千卡			

调料类

食品名称	单位	热量	食品名称	单位	热量	食品名称	单位	热量
人造牛油	1汤匙(14克)	100千卡	豆瓣酱	100克	178千卡	海鲜酱	100克	220千卡
五香豆豉	100克	244千卡	沙拉酱	1汤匙(15克)	60千卡	梅子酱	100克	184千卡
牛油	15克	100千卡	果酱	2平茶匙(15克)	39千卡	麻油	100克	898千卡
方糖	2粒	27千卡	咖喱粉	15克	5千卡	黑椒粉	15克	5千卡
生抽	15毫升	10千卡	鱼肝油	15毫升	126千卡	番茄酱	100克	104千卡
芝麻酱	100克	618千卡	鱼露	100克	35千卡	辣椒油	100克	900千卡
红辣椒粉	15克	10千卡	砂糖	1平茶匙(5克)	20千卡	番石榴酱	100克	36千卡
花生油	1汤匙(14克)	125千卡	盐	100克	0千卡	蜜糖	2平茶匙(15克)	43千卡
花生酱	2平茶匙(15克)	93千卡	粟米油	1汤匙(14克)	125千卡	橄榄油	15毫升	120千卡
芥花籽油	1汤匙(14克)	125千卡	蚝油	100克	51千卡			

奶类

食品名称	单位	热量	食品名称	单位	热量	食品名称	单位	热量
香草奶昔	1杯(283毫升)	314千卡	全脂朱古力奶	240毫升	205千卡	炼奶	6茶匙(38克)	123千卡
朱古力奶昔	1杯(283毫升)	360千卡	全脂淡奶	6茶匙(32克)	42千卡	脱脂牛奶	240毫升	91千卡
全脂牛奶	240毫升	150千卡	低脂牛奶	240毫升	121千卡			

饮料类

食品名称	单位	热量	食品名称	单位	热量	食品名称	单位	热量
无糖乌龙茶	250毫升	0千卡	泡沫绿茶	300毫升	110千卡	葡萄适	1小樽(275毫升)	198千卡
无糖麦茶	250毫升	0千卡	健怡可乐	350毫升	3.5千卡	黑咖啡	240毫升	2千卡
可乐	355毫升	150千卡	益力多	1瓶(100毫升)	70千卡	鲜榨苹果汁	250毫升	142千卡
百事可乐	350毫升	161千卡	菊花茶	250毫升	90千卡	鲜榨提子汁	250毫升	141千卡
冰红茶	300毫升	120千卡	雪碧	350毫升	147千卡	鲜榨橙汁	460毫升	212千卡
好立克	2满茶匙(15毫升)	59千卡	甜豆浆	250毫升	120千卡	番茄汁	190毫升	35千卡
阿华田	2满茶匙(7毫升)	26千卡	清茶	240毫升	2千卡	蔬菜汁	190毫升	35千卡
纯橙汁	1杯(240毫升)	114千卡	维他奶	1盒(250毫升)	120千卡			

坚果类

食品名称	单位	热量	食品名称	单位	热量	食品名称	单位	热量
开心果	50克	653千卡	松子仁	100克	686千卡	腰果	15粒(30克)	160千卡
瓜子	100克	564千卡	炸蚕豆	100克	420千卡	蜜糖腰果	100克	680千卡
花生	40粒(30克)	170千卡	核桃	7粒(30克)	160千卡			
杏仁	30粒(30克)	170千卡	焗栗子	3粒(28克)	98千卡			

糖果类

食品名称	单位	热量	食品名称	单位	热量	食品名称	单位	热量
牛油糖	5粒	105千卡	特选牛乳糖	1颗	19千卡	瑞士糖	1粒	22千卡
果汁糖	5粒(28克)	265千卡	棉花糖	5粒	80千卡			

巧克力类

食品名称	单位	热量	食品名称	单位	热量	食品名称	单位	热量
Kinder出奇蛋	1只	110千卡	三角朱古力	50克	250千卡	明治杏仁夹心朱古力	1包	462千卡
M&M花生朱古力	1包	815千卡	巧克力	50克	225千卡	明治黑朱古力	1包	260千卡
Pocky巧克力棒	1包	557千卡	吉百利旋转丝滑牛奶巧克力	1包	230千卡	金莎	1粒	80千卡
Twix巧克力	1包	287千卡	吉百利双层巴士牛奶巧克力棒	1包	230千卡	夏威夷果仁朱古力	60克	347千卡

饼干类

食品名称	单位	热量	食品名称	单位	热量	食品名称	单位	热量
Collon朱古力忌廉卷	1盒	516千卡	百力滋	1包(25克)	190千卡	黑芝麻大豆纤维曲奇	8块(100克)	527千卡
EDO天然营养麦饼	14块(100克)	508千卡	百荣胚芽高纤饼	15块(100克)	491千卡	愉快动物饼(紫菜味)	30克	155千卡
Fand House减肥饼	16块(100克)	510千卡	全麦营养饼	12块(100克)	537千卡	蓝罐曲奇	13块(100克)	525千卡
大可香脆酥	12块(100克)	496千卡	克力架	5块	160千卡	嘉顿麦胚梳打饼	14块(100克)	477千卡
四洲高纤全麦饼	16块(100克)	409千卡	时兴隆高纤全麦饼	13块(100克)	493千卡	熊仔饼	1盒	334千卡

雪糕类

食品名称	单位	热量	食品名称	单位	热量	食品名称	单位	热量
巧克力雪糕	100克	216千卡	牛奶雪糕	100克	126千卡	甜筒	1个	231千卡
炭烧咖啡雪条	1条	147千卡	雪糕杯	1杯	163千卡	鲜果或果汁雪条	100克	86千卡
香草雪糕	1杯(133克)	269千卡	雪糕砖	100克	153千卡			
菠萝椰子冰	100克	113千卡	雪糕糯米糍	1粒	70千卡			

零食类

食品名称	单位	热量	食品名称	单位	热量	食品名称	单位	热量
日式豆沙馅糯米	1个	142千卡	豆干块	60克	150千卡	猪肉干	1块	95千卡
牛丸	1串	80千卡	低脂乳酪	1杯	80千卡	蛋糕片	60克	230千卡
仙贝	1小包	35千卡	鸡蛋仔	250克	300千卡	葡挞	1个	320千卡
芋头片	95克	504千卡	纯味乳酪	1杯	160千卡	椰丝	半杯(25克)	150千卡
芝士圈	1小包(25克)	170千卡	咖喱牛肉干	1块	162千卡	粟米片	100克	377千卡
芝士蛋糕	1件	300千卡	鱼蛋	1串	100千卡	粟米粒	1杯	120千卡
华夫芝士	1块	63千卡	油角	1个	130千卡	紫菜	100克	335千卡
红豆大福	1个	113千卡	草饼	1个	110千卡	鱿鱼片	80克	259千卡
红豆沙	1碗	180千卡	栗茸饼	1个	155千卡	鱿鱼丝	80克	230千卡
花生米	100克	560千卡	臭豆腐	1块	370千卡	碗仔翅	1碗	240千卡

续表

零食类

食品名称	单位	热量	食品名称	单位	热量	食品名称	单位	热量
辣味紫菜	1包（7克）	25千卡	鳕鱼丝	50克	250千卡	沙琪玛	100克	506千卡
薯片	1包（25克）	130千卡	爆谷	1包（114克）	390千卡			

酒类

食品名称	单位	热量	食品名称	单位	热量	食品名称	单位	热量
中国白酒（38度）	100毫升	222千卡	血腥玛莉	1份	123千卡	啤酒	1罐	106千卡
中国白酒（52度）	100毫升	311千卡	江米酒	100毫升	91千卡	朝日生酒	350毫升	144千卡
长岛冰茶	1份	275千卡	红葡萄酒	100克	72千卡	麒麟啤酒	350毫升	151千卡
白葡萄酒	100克	68千卡	青岛啤酒（4.3%）	100毫升	38千卡	罐装柠檬威士忌鸡尾酒	100克	119千卡
百威啤酒	335毫升	142千卡	威士忌	1份	70千卡	罐装夏威夷风情鸡尾酒	100克	237千卡
伏特加	1份	100千卡	梅酒(连梅)	1份	71千卡			

常见早餐

食品名称	单位	热量	食品名称	单位	热量	食品名称	单位	热量
小笼包（小的）	5个	200千卡	豆沙包	1个	215千卡	蛋饼	1份	255千卡
叉烧包	1个	160千卡	菜包	1个	200千卡	煎蛋	1个	105千卡
水饺	10个	420千卡	脱脂奶	250毫升	88千卡	鲜奶	250毫升	163千卡
玉米	1根	107千卡	猪肉水饺	1个	40千卡	鲜肉包	1个	250千卡
肉包	1个	250千卡	鸡蛋	1个	75千卡			

常见午餐

食品名称	单位	热量	食品名称	单位	热量	食品名称	单位	热量
上海客饭	1客	500千卡	炒花枝	1盘	155千卡	清蒸鳕鱼	1盘	360千卡
中式汤面	1碗	450千卡	虾仁炒饭	1份	550千卡	蛋花汤	1碗	70千卡
中式炒粉面	1碟	1500千卡	炸鸡腿	1只	310千卡	葱爆猪肉	1盘	536千卡
中式粥	1碗	300千卡	炸春卷	1个	300千卡	酥皮香鸡块	1个	560千卡
中式碟头饭	1碟	950千卡	炸银丝圈	1条	485千卡	紫菜汤	1碗	10千卡
牛肉馅饼	1个	200千卡	炸猪排	1块	280千卡	锅贴	3个	170千卡
牛腩饭	1份	575千卡	宫保鸡丁饭	1份	509千卡	筒仔米糕	1份	330千卡
冬瓜汤	1碗	20千卡	烧卖	2个	55千卡	蒸蛋	1份	75千卡
肉粽	1个	350千卡	烧鸭	100克	300千卡	酸辣汤	1碗	155千卡
红烧狮子头	1个	360千卡	萝卜糕	2块	180千卡	糖醋排骨	1盘	490千卡
卤鸡腿	1只	300千卡	菜肉水饺	1个	35千卡			
鸡肉饭	1份	330千卡	麻婆豆腐	1盘	365千卡			

西式快餐

食品名称	单位	热量	食品名称	单位	热量	食品名称	单位	热量
大薯条	1份	450千卡	肉酱意粉	1盘	599千卡	苹果派	1个	260千卡
巨无霸	1个	560千卡	朱古力奶昔	1杯（300毫升）	360千卡	凯撒沙拉	1盘	650千卡
中薯条	1份	312千卡	朱古力新地	1杯（300毫升）	340千卡	鱼柳包	1个	360千卡
汉堡包	1个	260千卡	麦乐鸡	1份（6件）	290千卡	细薯条	1份	210千卡
芝士汉堡包	1个	320千卡	麦香鸡	1个	510千卡	美式热狗	1只	400千卡

索引
按食物类型查食谱

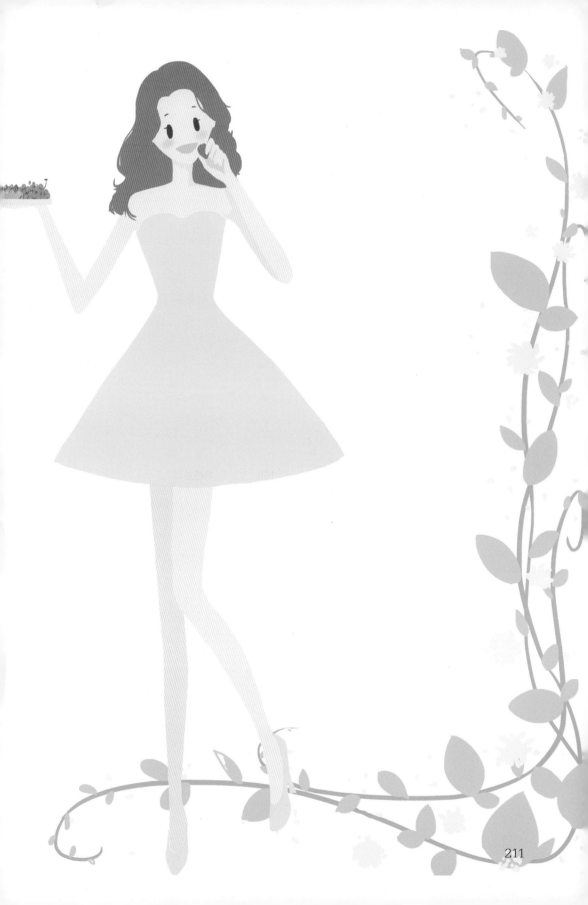